つらい関節痛は「魚のチカラ」で治す

ひじ　ひざ　手首　股関節……

山口俊也
YAMAGUCHI TOSHIYA

JN154529

幻冬舎
MC

はじめに

「階段の上り下りのときにひざが痛む」「ひじが痛くてうまく曲げられない」「手の指がしっかり動かせない」……歳を重ねると増えてくる関節痛の悩み。

平成29年の厚生労働省の調査によると日本の『関節症疾病総患者数』はおよそ１４３万人にも上り、その数は年々増加しています。

厄介なことにこうした関節痛のほとんどは原因不明で、完治が難しいといわれています。病院での投薬治療やリハビリテーション、あるいは関節注射などはすべて痛みを一時的に和らげる効果しかなく、ほとんどの場合完治に至りません。病院の治療以外の鍼灸やマッサージ、サプリメントなどを試す人も多いですが、これらも効果が一時的であり、原因を取り除くものではありません。そうして多くの人が治療法を片っ端から試しては変え、また新しいものを試して……と繰り返し、痛みを抱えたまま日々を過ごしているのです。

このように完治が難しい関節痛ですが、その背景にはそもそもの痛みの原因が解消されていないという問題があります。

そしてその原因は、関節周辺の組織の「炎症」です。

リウマチのような自己免疫疾患や過度なスポーツによる関節障害、最も多い加齢による変形性関節症など原因はそれぞれ異なりますが、痛みを感じる際には関節の周辺が炎症を起こしていると考えられています。

健康な関節は関節面が弾力のある軟骨で覆われ、ひざやひじ、指などにかかる衝撃をクッションのように吸収・分散させてくれています。ところが加齢や運動不足、体重増加などにより軟骨がすり減ると、関節でつながれた骨と骨との隙間が狭くなって軟骨がその役割を果たせなくなり、炎症が起こります。そこで感じる痛みが関節痛です。

痛みの原因の多くは炎症。つまり、炎症を抑えることでその痛みから解放されるともいえるのです。

この炎症に対して効果を発揮するのが「DHA（ドコサヘキサエン酸）」「EPA（エイコサペンタエン酸）」です。

青魚や脂肪の多い魚に多く含まれるこれらの成分は、「頭が良くなる」「血液がサラサラになる」「中性脂肪が低下する」などとしてよく知られていますが、実はこれらの効果のほかにも抗炎症作用があることは、各界の研究によって以前より明らかになっているのです。

詳しくは本文に譲りますが、「DHA」や「EPA」などの「オメガ3系脂肪酸」は、炎症を起こす「アラキドン酸」に拮抗することで炎症を抑えることが立証されており、近年の研究でも「DHA」「EPA」から生成される抗炎症性代謝物が検出されました。

そしてその抗炎症作用によって関節痛の原因である炎症を抑えることで、痛みから解放される一助になると注目されています。

実は私も、かつてひどい腱鞘炎に苦しんだ過去があります。最初は軽く痛む程度だったのですが、ほどなくしてお風呂で風呂桶が持てないほどになってしまいました。病院に行って、痛み止めを注射してもらい、生活習慣改善を促されました。一時は良くなったものの、生活習慣の改善が続かず2カ月後に再発してしまったのです。

それから数年後、薬科大学教授に紹介してもらったのが、良質な「DHA」「EPA」を摂れる「クリルオイル」です。モニターに協力すると、驚いたことに、いつの間にか永年のひじの痛み・違和感が和らいでいました。

その後「DHA」「EPA」の抗炎症作用を知るのですが、**当時は食べ物による栄養素でしつこい痛みが改善するとは思ってもみませんでした。**

日常的により良質な「DHA」「EPA」を摂取することで、関節痛などの炎症による痛みが改善される可能性は高いと考えられます。

病院での治療やマッサージ、鍼灸などの関節痛対策では費用の負担も大きく、通い続けるのも億劫になってしまう人も多いと思います。

しかし毎日の食生活で炎症から解放されるなら、それは非常に続けやすく手軽な方法ではないでしょうか。

本書では、ほとんど知られていない「DHA」「EPA」の抗炎症作用を紹介するとともに、体内で合成できず、食物からしか摂取できない「DHA」「EPA」を豊富に含む『クリルオイル』について詳しく説明します。その科学的なメカニズムを理解できれば、きっと関節痛の改善に光が見えると思います。

本書が多くの人の痛みを改善し健康に生きるためのヒントとなれば、著者としてこれに勝る喜びはありません。

ひじ、ひざ、手首、股関節……　つらい関節痛は「魚のチカラ」で治す　目次

［第1章］

ヒアルロン酸注射、サプリメント、生活習慣の改善……あらゆる手を尽くしても痛みがひかない、〝関節痛対策〟の限界

年齢を重ねるごとに増える関節の痛み

何をしても、なかなか良くならないひじやひざの痛みや手指のこわばり。

年を重ねると、そんな症状のある人が増えてきます。

例えば、テニスやゴルフなどのスポーツのし過ぎや動き過ぎ、怪我など、思い当たるふしがあるならまだしも、明確な理由がないままに、気が付くと「なんとなく（ひじやひざが）痛い」と感じるのは不快です。

「そのうち良くなるだろう」とたかをくくっていると、ますます痛みは強くなるばかり。

そこで重い腰を上げて、病院に行く人や市販薬を試す人、鍼灸の門を叩く人など、多くの人が痛みから解放されようと手を尽くします。

それでも思うように痛みがなくならない人のほうが、圧倒的多数です。

病院に行っても、日常生活を改善しても、鍼灸など東洋医学に頼っても、改善が見られないとなると、誰しも途方に暮れてしまいます。

最初は「歳だから仕方がない」と諦めて我慢できていたものが、徐々に症状がひどくなり、日常生活に支障をきたすケースもあります。

中には、杖や車椅子を使用しなければ移動することもできないという人や痛みに耐えかねて引きこもりがちになる人もいるほどです。

年齢のせい、と諦めるには辛すぎる。

治らない痛みに、心まで弱ってしまう人もいるでしょう。


ある資料によると、50歳以上の多くが関節の痛みを感じているといいます。

具体的には、65～74歳の50%が、70歳を過ぎるとその症状の大小こそあれ、ほぼ全員が何らかの痛みを抱えているという結果でした。

中高年にとって『関節の痛み』は、それほどまでに身近な症状なのです。

その現実が、皆さんの励みになるか否かは分かりませんが、同じ悩みを抱えている人は大勢います。その事実は、なんとなく心強いものではないでしょうか。

病院の処方は一時的な効果しか生まない？

中高年の多くが関節の痛みを抱えていると分かったものの、どうすれば痛みを解消できるか、明確な答えが見えていないのも事実です。

関節痛を自覚する多くの人が、まずは整形外科で診断を仰ぐと思います。

病院では、通常患者の症状を聞き、レントゲンを撮ります。

場合によっては骨が壊死していないかＭＲＩで調べたり、関節の腫れがひどい場合は、軟骨石灰化症（偽痛風）や痛風を疑って血液検査をしたりすることもあるようです。

こうして外科的見地から関節の状態を診て、初期段階であれば保存療法が施され、自宅でもできる簡単なリハビリテーション（運動療法）を教えてもらうことになるでしょう。

保存療法とは、湿布や痛み止めの投薬、ヒアルロン酸の関節注射、足底板（靴の中敷き）の使用指導、減量や関節痛の原因になる生活習慣改善の指導などを指します。

内服薬や湿布として処方されるのは、非ステロイド性の消炎鎮痛剤です。痛みを和らげるのには効果的ですが、胃腸障害や腎臓障害など副作用を起こす危険性もあるといわれています。

また、痛み解消に効果的な関節注射は、ステロイドとヒアルロン酸です。

ステロイドは痛みを短期間抑えるためには非常に有効といわれていますが、化膿性関節炎など重篤な副作用をもたらす危険性があるため、医者も慎重に投与するようです。

一方、ヒアルロン酸注射は週1回5クールほど継続してその効果をみます。そのうえで効果があると判断された場合には、2〜4週に1回の周期で注射を続けることが一般的なようです。

注射で痛みが和らいだ人のなかには、5クールを過ぎても、注射を続ける人もいるようですが、「だんだんと効果が薄れた気がする」という声も聞きます。


リハビリに関しては、その場で患者さんが専門医とともに行うケースが多いので、有益だと思います。書籍やネットで関節痛改善のリハビリを見て真似ても、正しくできないケースも多く、ピントはずれのリハビリを繰り返すことになりかねません。場合によっては、余計に炎症をひどくしてしまった例もあるそうです。

リハビリは、症状が治まっている部位の可動域を拡げることや筋力を高め患部を安定させることが目的とされています。最近の研究では、リハビリによって、軟骨付近の炎症を和らげたり、関節内や周囲に炎症を抑える物質を生みだしたりする効果があることも明らかになってきているそうなので、専門医の指導のもと、正しいリハビリに取り組むのは有効だと思います。

病院に行くとこうした流れで治療が施されますが、関節痛に悩む人の多くは、すでに経験済みなのではないでしょうか？

実は私もこの一連の流れを経験しました。

「はじめに」でもお話ししましたが、私はひどい腱鞘炎になり、一時は風呂桶も持てないほど重症でした。

当時は整形外科に行き、痛み止めの注射を打ってもらいました。

同時にひじを使い過ぎない生活習慣などを指導され、医師には「今回は痛み止めで収まるとは思いますが、生活習慣を変えずにこの生活を続けていると再発しますよ。最悪の場合は手術になります」と言われました。

ところが、診察された最初こそおびえながら気を付けていたものの、注射ですっかり痛みがなくなった頃には、生活習慣を変えることなく日常を過ごし、医師の予告通り、2カ月後には再発してしまったのです。

病院に行って注射を打ってもらい、処方薬をもらえば、痛みは一時的に和らぐでしょう。そうすると、人間とは調子のいいもので、痛みなどすっかり忘れて、元どおりの生活をしてしまう生き物なのです。まさにのど元過ぎれば……です。

人は痛みがなくなると、それだけで気持ちが大きくなってしまうのかもしれません。

もちろん、私のような人間ばかりではなく、きちんと生活習慣を変えて、関節に負担のかからない生活を取り戻していらっしゃる方も多いと思います。

しかし生活習慣を変え、リハビリも続け、病院にも通って、まじめに頑張っても関節痛が良くならなかったとしたら――。

それが加齢によるものだとしても、年を取ることは誰にも止められませんから、「この痛みがどこまで続くのだろう」「年を取るごとに痛みは強くなるのだろうか」と、不安にかられてしまうこともあるでしょう。

加齢による関節痛の場合、医者の診断を受けた当初は、効果を得られるものの、それが長続きしない印象は否めません。だからといって、勝手に薬を止めてしまえば、結果、また状態が悪くなってしまいます。

私は真面目な患者ではありませんでしたが、経験者として、痛みが人の心も弱らせることを知っています。痛みによる脱力感や絶望感は、経験した人でないと分からないかもしれません。

病院に行って、一時的な改善をみても、それが長続きしない場合、いったい何を信じて何に頼ればいいのか。

そんな風に苦しんでいる方の気持ちは、関節痛経験者の一人だからこそ非常に理解できます。

グルコサミン、コンドロイチン、コラーゲンなどの限界

病院に行った多くの人が、医師に

「軟骨がすり減っていますね」

と、言われると思います。

関節痛の最大の原因は「すり減った軟骨」と考えられています。

そこで、薬やリハビリだけでなく、すり減った軟骨を少しでも元に戻すべく、多くの方が、サプリメントを試しているのではないでしょうか。

テレビを見ていると、実にたくさんの「関節痛に効果的」な商品が紹介されています。親切なことに、使用した人の魅力的な感想も同時に紹介されているのですから、「個人の感想です」と但し書きをされていても、「私も同じように効果が出るかもしれない」と使ってみたくなるのが人情です。

関節痛に効果があるとされている代表的な成分は「グルコサミン」「コンドロイチン」「コラーゲン」など。いわゆる「軟骨成分」です。

軟骨成分をサプリメントで補うことで、すり減った軟骨を補い、加齢に対抗することを期待します。

ところが先日テレビで健康番組を見ていたら、そこに登場した医師が、

「すり減った軟骨は元には戻りません」

と断言されていました。

気になってあちこち調べてみると、

「軟骨は『永久歯』や『車のタイヤ』のようなもの。一度ダメージを受けると二度と同じ軟骨組織として再生することはありません。また軟骨は血流が非常に乏しい組織です。一般に体内の組織は、養分にせよ何等かの薬みたいなものでも血液によって供給されるのですが、軟骨組織にはこの血流がない部分があるので手が出せません」

といった別の関節専門医の見解も容易に見つけることができました。

これらの説を信じるなら、「加齢とともに減少する軟骨成分を積極的に食で補いましょう」とする有名企業や大手メーカーのグルコサミン、コンドロイチン、コラーゲンといったサプリメントの広告宣伝はいったいなんだったのでしょうか。

また、軟骨がすり減っていても痛みを感じない方もたくさんいるといわれています。

ひざ痛の名医、高知大学の池内昌彦教授によると、

「変形性関節症を患っていて、共に軟骨がすり減っている状況でも、痛みを感じて困っている人と困っていない人がいます」とのこと。

池内先生曰く「慢性的なひざ痛の原因は脊髄の神経にある」といい、単純にすり減った軟骨が必ずしもひざ関節痛の原因ではないことを指摘されています。

もしも「すり減った軟骨は元には戻らない」となると、グルコサミンやコンドロイチン、コラーゲンなどの軟骨成分をサプリメントなどで摂取しても、軟骨は厚くならないということになります。

確かに、長年こうした関節痛対策のサプリメントを服用しても、痛みが和らぐことがないという声もよく耳にします。すり減った軟骨が厚さを取り戻せるか否かは、現在も研究者や医師によってその真偽を確認されている最中でしょう。

結論についてはその答えを待つとして、現段階では「すり減った軟骨は元には戻らない」「軟骨がすり減っていても痛みを感じない人がいる」という説が出てきていると理解してください。

[図表1] すり減る軟骨

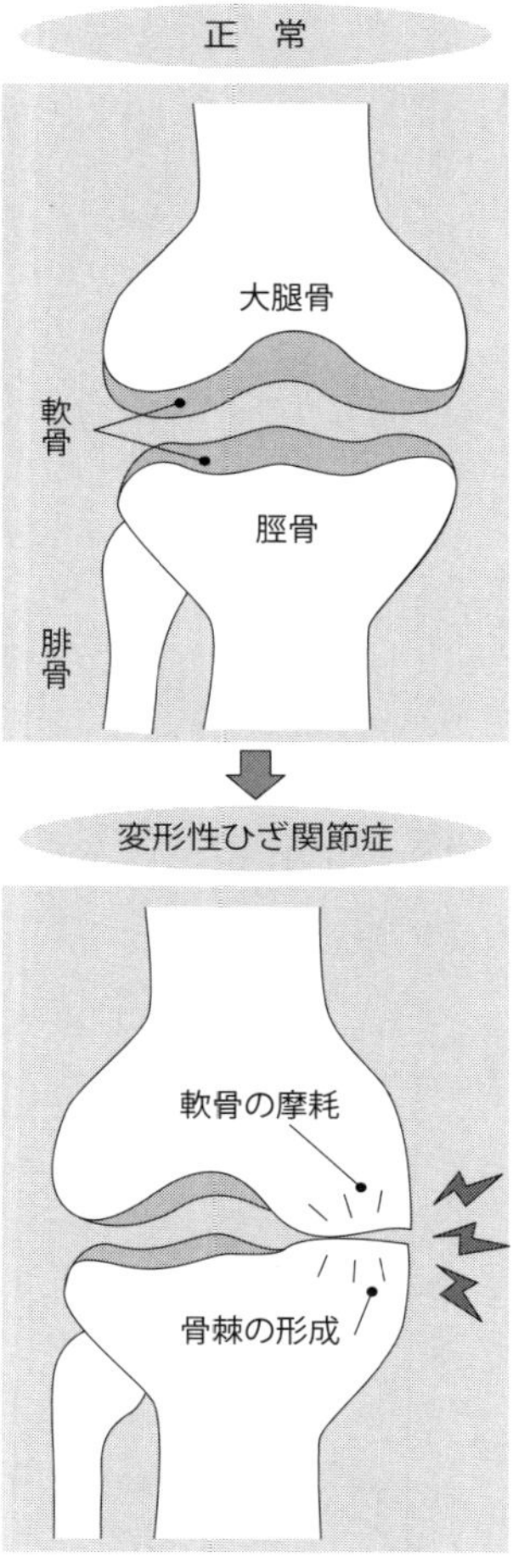

ヒアルロン酸注射は一時的な対症療法？

関節痛の初期症状の場合、ヒアルロン酸注射で痛みが和らいだ経験がある人も多いのではないでしょうか。

ヒアルロン酸注射は、近年、美容方面で美肌効果があると話題になっていますが、実は、関節痛にも効果があるとされています。

というのは、関節の内部を満たしている滑液（関節液）の主成分がヒアルロン酸だからです。図表2を見てください。

ヒアルロン酸があることで、滑液は粘り気を持ち、弾力性を保ちます。

ところが、炎症が起きると滑液のヒアルロン酸は分解されてしまいます。

加えて、滑液自体も増え、ただでも減少気味の関節液のヒアルロン酸濃度がより減少してしまうのです。

それを補うのがヒアルロン酸注射です。これにより、関節軟骨の保護作用、鎮静作用が促され、関節の動きの滑らかさと衝撃吸収作用が回復します。

このヒアルロン酸注射は軽傷な患者ほど効果があるとされ、重症な患者にはあまり効果がみられないことは立証されていますが、重い副作用も少ないと考えられ、一時的に痛みを和らげたい人には、非常に有効だと思います。

ただし、ヒアルロン酸注射は一時的な対症療法。

滑液を数日良好な状態に導きますが、長続きはしません。

関節痛の原因が根治しているわけではないので、使い始めると、繰り返し、対症療法を続けることになります。多くの治療がそうであるように、回を重ねるごとにその効果が実感しにくくなるという落とし穴もあります。

しつこい関節痛に、一時的にせよ効果があるといわれるヒアルロン酸注射は安心材料のひとつですが、それを延々と続けなければいけないと考えると、暗い気持ちになると思います。

対症療法は、結局は付け焼刃。根治を目指さなければ、本当の意味での解決にはなりません。

［図表２］ヒアルロン酸注射

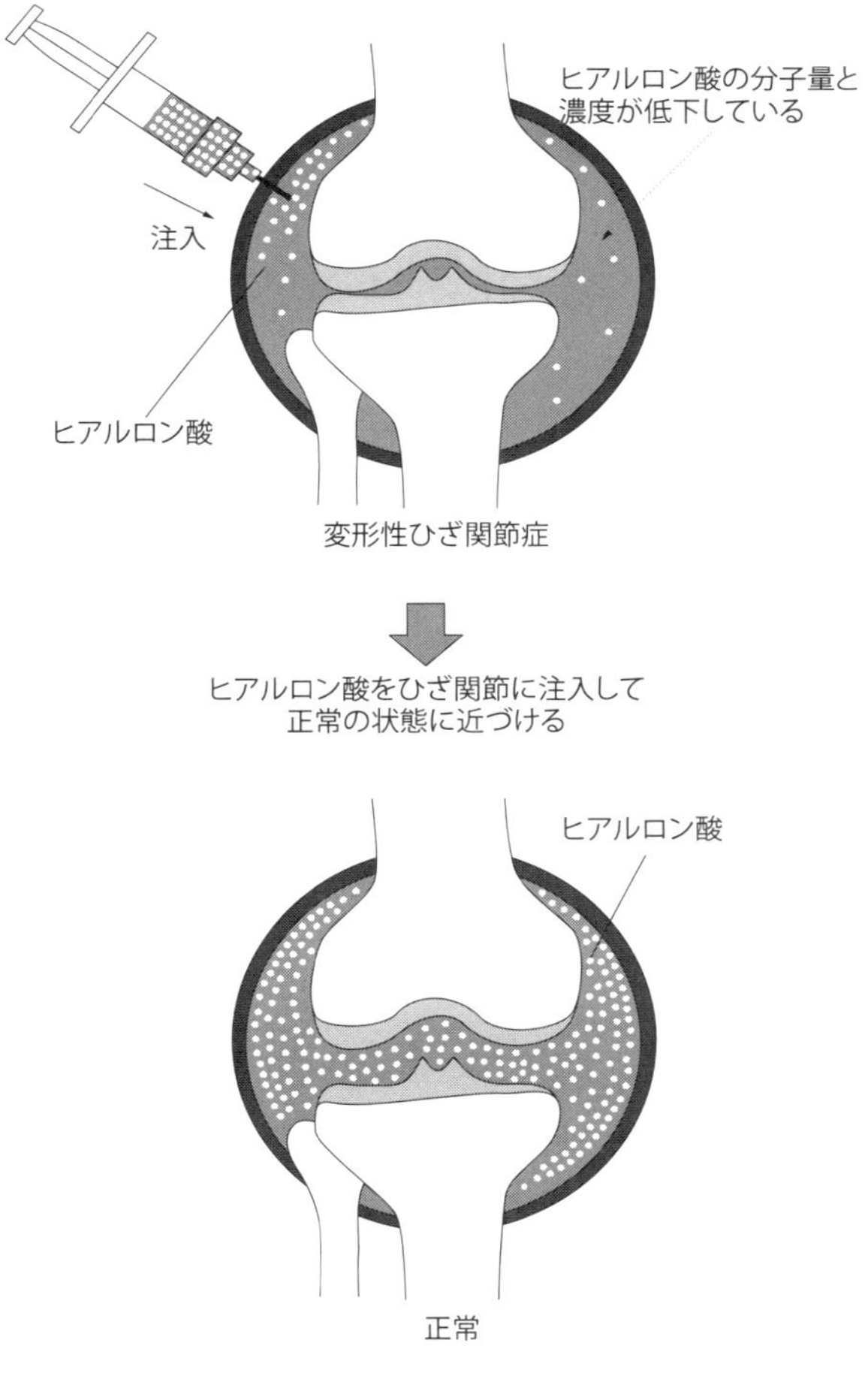

加齢による関節の痛みはどうして起こる？

病院、グルコサミン、ヒアルロン酸、コラーゲン……。

関節痛改善のさまざまなアプローチを紹介してきましたが、どれも確実に関節痛が改善されるというものではありませんでした。

原因がはっきり分かれば対処法も違うのに、原因が分からないままに痛みが続くと、いったい体の中で何が起こっているのだろう？ と思うことはありませんか？

痛みのメカニズムが分かれば、治療に活かしたい！ そんなふうに思う人も少なくないと思います。

ここでは、なぜ関節に痛みが起こるのか、多くの人が悩むひざ関節の痛みを例に説明します。

私たちのひざ関節は、「大腿骨」、「脛骨」、「ひざ蓋骨」の3つの骨で構成されています。大腿骨と脛骨の間にあるのは、半月板（図表3参照）。

［図表３］ひざ関節の仕組み

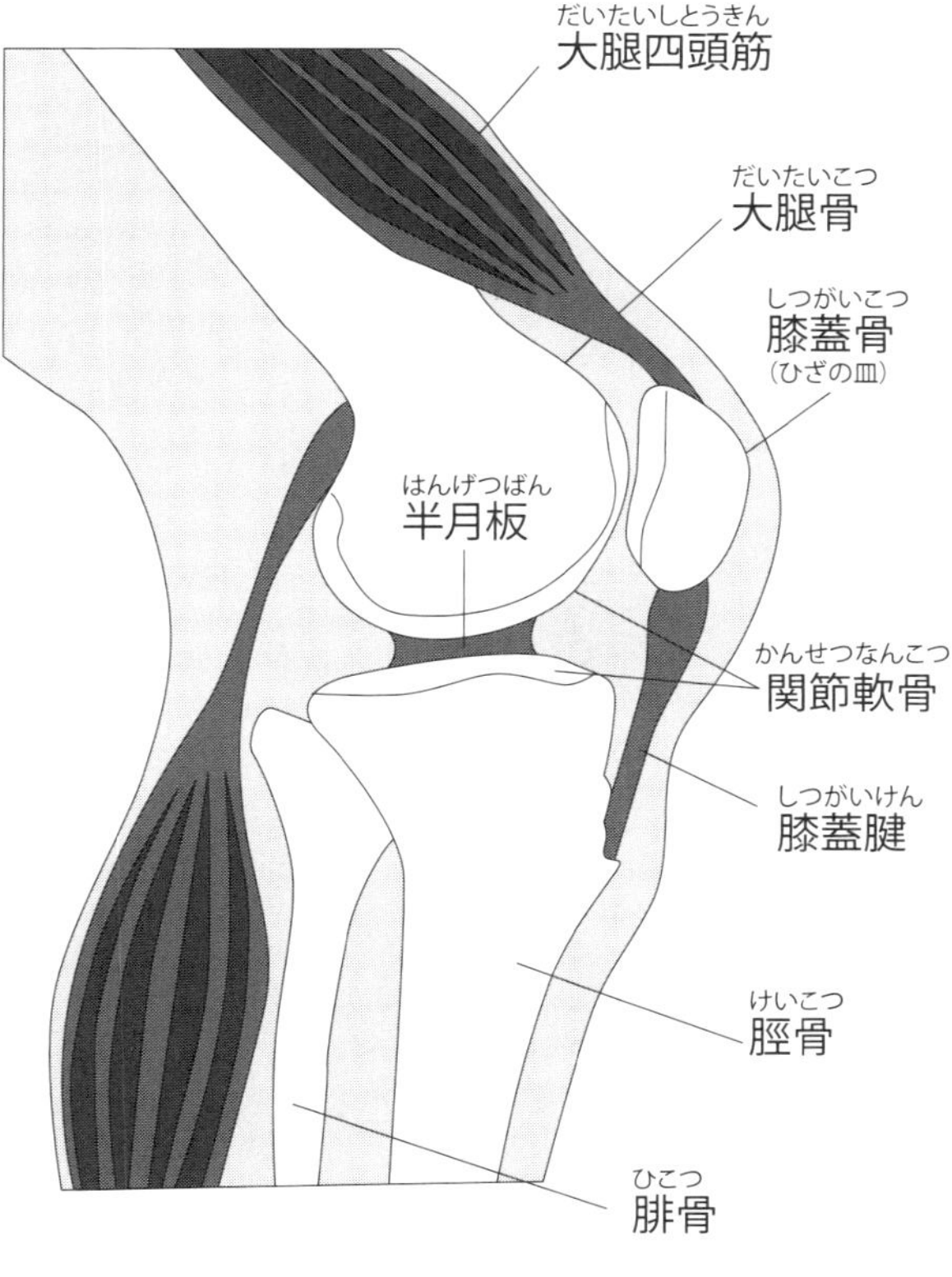

スポーツ選手がひざを強く打って「半月板損傷」をしたというニュースを耳にしたことはないでしょうか。その半月板が、3つの骨を覆う軟骨とともに、ひざのクッションの役割を果たしています。

ところが、長年ひざを使っていると、だんだんとそのクッションがへたってしまうのです。

皆さんのご自宅で使う布団やクッションも、長期間使用するとへたってしまうと思います。それと同じことが、関節でも起きていると想像してください。

へたってしまったクッション（軟骨や半月板）はすり減って、その削りかすが生まれます。この削りかすが、痛みの原因となるのです。

人間の体は例外なく、加齢とともに変化を遂げます。

肌の潤いや張りがなくなった、老眼になった、耳が聞こえにくくなった……残念ながら、すべてが加齢による老化現象です。関節痛もそのひとつ。

ひざ関節に関していえば、変形は25歳を過ぎた頃から徐々に始まるとされています。思えば、ずいぶん早い時期から、ひざ関節は変形しているのです。

ご自身の年齢を鑑みれば、そこから緩やかに関節が変形し続けていたということ。そう考えれば、過負荷のひざ関節が摩耗してしまうのも仕方のないことと感じます。

加齢に加えて、男性より女性にその症状は多く見られ、体重の重い人やO脚がひどい人、ひざを酷使するアスリートやひざを使う仕事に従事する人などは、その症状がひどくなる傾向がみられます。

また、更年期の女性が関節痛を患う場合には、身体中に潤いを与えていた女性ホルモン・エストロゲンの極端な減少により関節内の水分減少が起こることも、その原因になります。

関節と関節軟骨の構造

加齢による関節の変形により、クッションの役割を担っていた半月板や軟骨がすり減って、その削りかすが痛みの原因になることは理解していただけたと思います。

関節痛を理解するために、もうひとつ、関節の構造についても説明しておきます。

図表4を見てください。

骨と骨とをつなぐ関節は、片側は凹面に、もう片側が凸面になっています。凹凸がうまく組み合わさってひとつの関節が成立しているのです。

凹凸の関節骨の先端を覆う3～4㎜程度の厚さを持つのが、関節軟骨です。

関節軟骨が、運動に応じて変形して、関節が動くことにより生じる摩擦を和らげてくれます。前述した通り、関節のクッション的な役割をするということです。

とはいえ、関節も骨ですから、その凹凸が直接くっついていると、スムーズな動きができません。スムーズな動きができるように、凹凸の間には、関節腔があります。

ここには、潤滑油のような働きをする滑液（関節液）が満ちています。その主な成分はヒアルロン酸などです。

関節痛へのアプローチのひとつとして、ヒアルロン酸注入は前述の通り、関節がスムーズに動くように加齢とともに減っていく滑液をフォローする目的があります。

［図表４］関節の構造

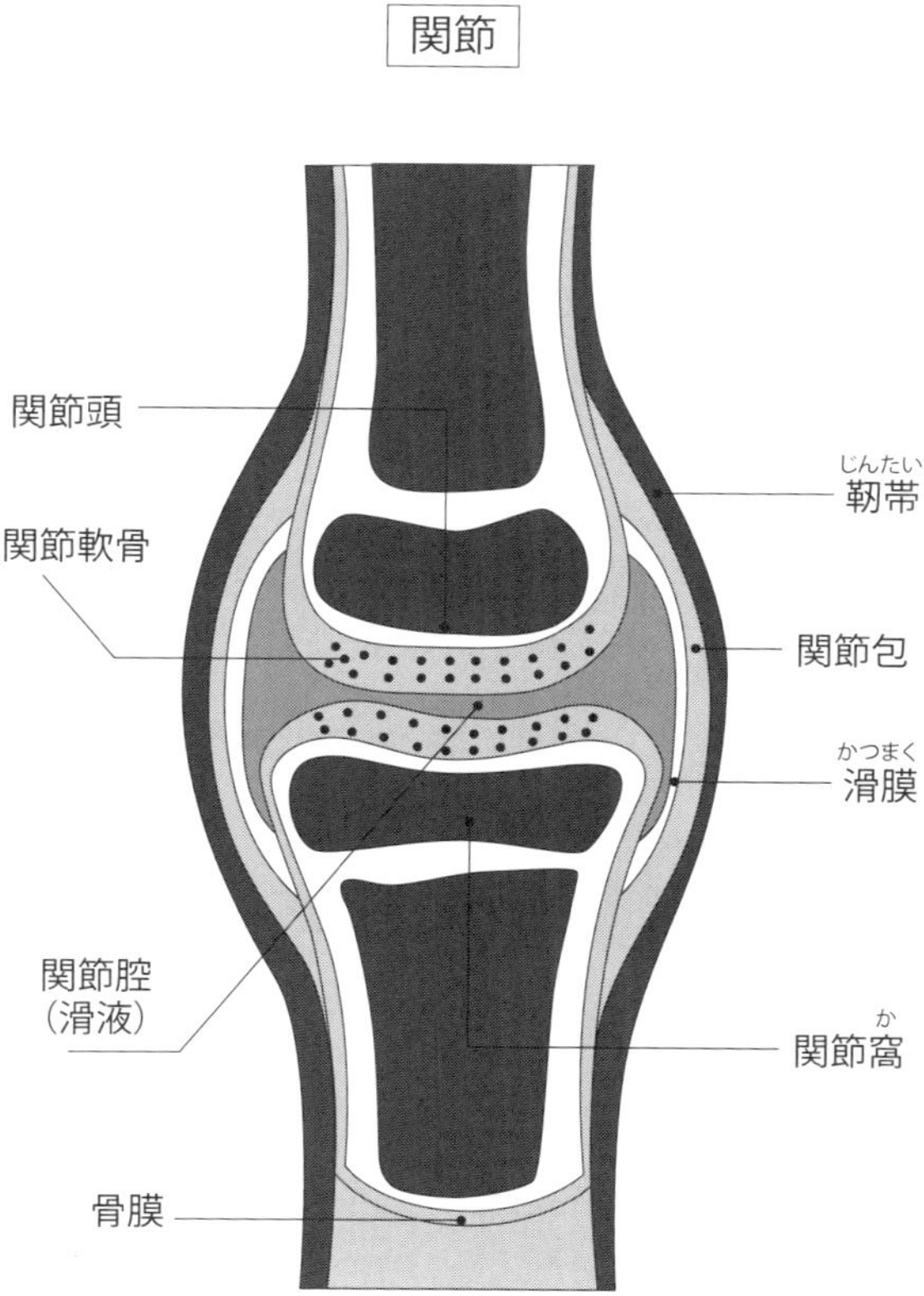

関節軟骨の栄養はなに？　キーワードは「滑液」

人間の身体の各機関は、血管やリンパ管によって、栄養分を分配されます。関節軟骨は、神経も血管も通っていない組織ですが、栄養分がなければ、機能は低下してしまいます。関節軟骨に必要な栄養分はどこからくるのでしょうか？

答えは、滑液（関節液）。

関節の凹凸の間にある潤滑油です。

滑液はおよそ60～80％が水分、3～5％がグルコサミンやコンドロイチン、ヒアルロン酸などで、残りの15～20％がコラーゲンで、構成されています。

「すり減った軟骨は元に戻らない」（22ページ）という医師の見解を考え合わせると、関節痛対策として、グルコサミンやコンドロイチン、ヒアルロン酸やコラーゲンなどのサプリメントを摂取するという方法は、これら滑液成分を補助するというアプローチなのでしょう。

これにより、加齢により減少しがちな滑液を外側から増強し、関節をスムーズに動かすという滑液の働きを良くすることを目的としていると考えられます。

神経が通っていないのに関節軟骨が痛むのは「炎症」のせいだった！

前述したとおり、関節痛は関節を覆う軟骨がすり減って、炎症を起こすことで、痛みを感じる症状です。

理屈では「なるほど」と思うでしょうが、よく考えると、「関節軟骨には神経が通っていないのに、どうして痛みを感じるのだろう？」と疑問を抱きませんか？

関節痛の多くは、関節包の内側にある滑膜に炎症が起こる症状です。

炎症は、痛みを伴うため悪者にされがちですが、痛みはそもそも組織を修復するためにはなくてはならない反応です。

例えば傷ができたとき、私たちの皮膚は治るまでに赤く腫れたり、熱を帯びたりします。それは侵入してきた細菌や異物を攻撃・破壊するため、傷んだ皮膚組織を除去し、新たな組織への準備を整えるための炎症です。

ひざに話を戻すと、滑膜に起こる炎症は、削れたひざ軟骨、すなわち機能しなくなった異物を除去するために起こるもの、軟骨を修復するためには必要な行程なのです。

その修復の過程で、関節周辺が腫れたり痛んだりします。これが痛みが生じるプロセスです。

さらには、関節を覆う関節包という袋の中に常時数cc入っている滑液（関節液）が、関節の炎症により増加します。いわゆる「水が溜まる」症状で、これも炎症の結果です。


つまり、骨と骨がぶつかったから痛みを感じるのではなく、あるいは軟骨がすり減ったから痛みを感じるのでもなく、すり減った軟骨の修復のために「炎症」が起こることで、痛みを感じるのです（図表5参照）。

神経が通っていない骨や軟骨は、当然、痛みの対象にはなりません（骨自体にはほとんど神経が通っていませんが、骨膜等の周辺組織には神経が通っており、痛みを感じます）。

炎症が起きた状態で軟骨にさらなる負担をかけると、軟骨はますます削れて、新たな炎症を発生させます。

痛み止めなどで状態が良くなっても無理をしてはいけないのは、こうした理由からです。

［図表５］軟骨修復のためにおこる炎症

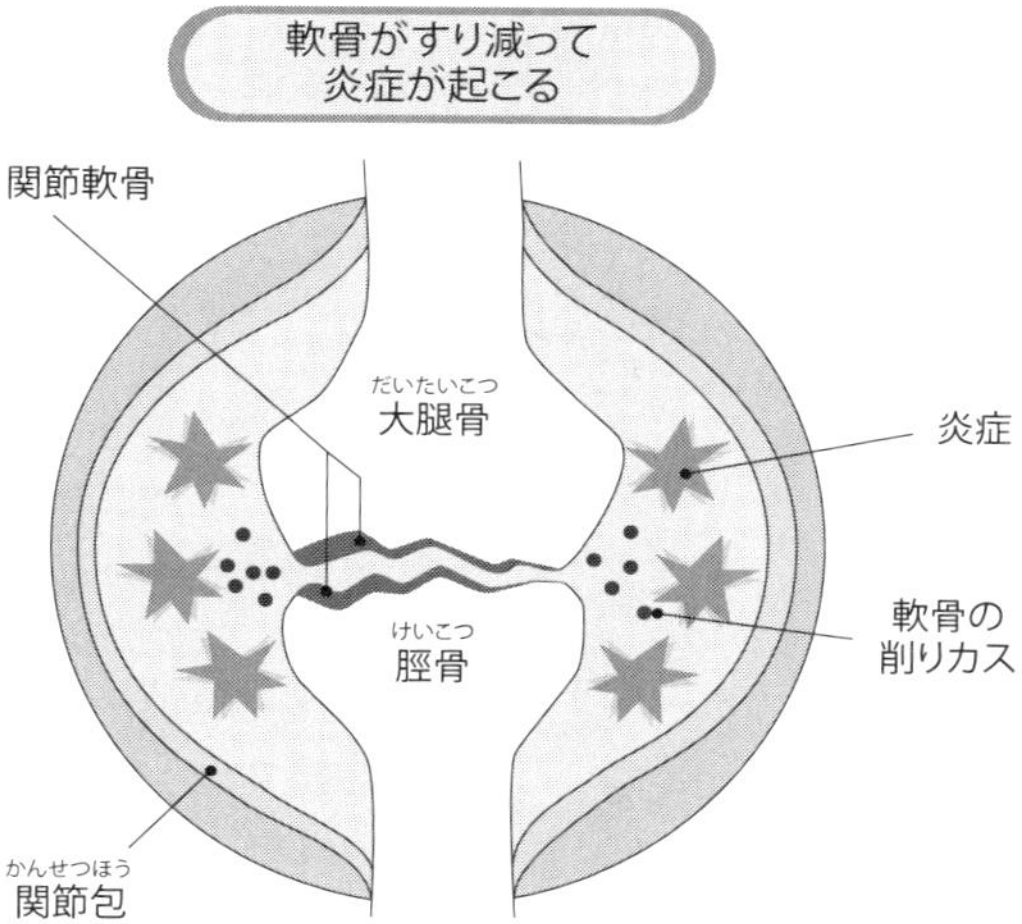

ちなみに、若い人の軟骨は白く光沢があり、弾力もあります。

それが加齢とともに黄色くなり、弾力も失われてしまいます。

結果、軟骨は摩耗しやすく、削りかすも多くなり、炎症が続いてしまうのです。

レントゲンでも分かるくらい軟骨がすり減ってしまうケースもあるといいますから、仕方がないこととはいえ、途方に暮れてしまいます。

もうお分かりでしょうが、「軟骨がすり減る」ということは「軟骨から出た削りかすが多くなる」ということ。「削りかすが多くなる」ということは「炎症箇所が増える」、つまり、痛む箇所が増えたり、痛みが増すということなのです。

関節の痛みのメカニズムを理解いただけたでしょうか。

ここで覚えていただきたいのは、関節痛は「骨の痛み」ではなく、「炎症が起こす痛み」だという事実です。

「痛み」を解消するために、注目すべきは「抗炎症」

ここまで読んでいただければ、「痛みを解消するアプローチは、軟骨成分を摂取して軟骨を厚くすること」ではなく、まずは「炎症を抑えること」と理解していただけたと思います。

『変形性関節症』と『関節リウマチ』は病のメカニズム・原因は異なりますが、痛みの根幹にあるのは「炎症」。炎症を抑えることができれば、その痛みも和らぎます。

そういうと「でも、炎症はどうすれば抑えられるの？」という声が聞こえそうです。

炎症を抑えるためには、抗炎症効果のある薬が有効です。

代表的なものでいうと、ステロイド系抗炎症薬ですが、免疫抑制作用や副腎萎縮、胃腸障害、白内障、緑内障やムーンフェイスなど、多くの副作用も知られているので、大量服用は危険です。医師からも同様のことが言われ、大量処方は現実的ではないと思います。

一方、非ステロイド系の抗炎症薬としては、酸性抗炎症薬と塩基性抗炎症薬に分かれるとされます。酸性抗炎症薬で馴染み深いところでは、アスピリンやイブプロフェン、インドメタシンなどがあります。

これらの薬は、ご家庭でも常備されているかもしれません。ステロイドと違って、大きな副作用はありませんが、胃腸障害、肝障害、腎障害などがみられる場合もあります。

効果もステロイド系に比べて低いため、痛みの度合いによっては、多量服用してしまう危険性もあります。

炎症を抑えるためには、こうした抗炎症薬を使うことも一考です。

しかし、いくつかの副作用が懸念されることやこれらの投薬はすべて一時的な対症療法であることが気になります。そうした背景を鑑みて、私が実践し、注目しているのは、食べ物による抗炎症作用です。

第二章以降で詳しくお話しますが、実は魚類に含まれるオメガ3系脂肪酸の「DHA」「EPA」に抗炎症作用があることは古くから知られ、各種エビデンスから認められています。

厚生労働省の『日本人の食事摂取基準』(2015年版)から引くと、オメガ3系脂肪酸の摂取目安量は、成人の男女1日あたり平均2グラム前後。

マグロのトロのお刺身で2~5切、ハマチのお刺身で3~5切が目安になります。

こう聞くと「少ない」「簡単に摂取できる」と思われるかもしれませんが、現代の日本の食卓で毎日、この量を摂取している家庭は意外と少ないのです。

とはいえ、食事から抗炎症作用の期待できる成分を摂取することは、他の治療法よりも至極簡単です。

しかもおいしいのですから、飽きることもないでしょう。

実際、私も腱鞘炎の再発で悩んだ時期を経て、「DHA」「EPA」の継続摂取により、あの苦しい痛みから解放されました。

病院に通うわけでもなく、高価な薬を服用するわけでもなく、食品から栄養素を摂取するのは、非常に効率のいい健康法です。

日々の積み重ねですから、すぐに効果が現れないこともありますが、数カ月後にふと「痛みが薄れている」と気づくこともあります。

リハビリや生活習慣改善などと合わせて、今すぐに始めることができるのも、良い点です。ほかの治療法と違って、これはまさに根治を目指す、積み重ねることで、内側から「炎症に強い」体質に変化させることができるのです。

［第2章］

関節痛改善のカギは「食」にあった 医師もメディアも教えてくれない「DHA」「EPA」の抗炎症作用

オメガ3系脂肪酸「DHA」「EPA」とは？

痛みの原因である炎症を抑えることができたら……。

関節の痛みはかなり軽減し、光が見えてくると想像できます。

抗炎症という観点から、私が続け、その効果を実感しているのは、食事から抗炎症成分を摂取すること。抗炎症効果がある「DHA」「EPA」を毎日摂取することです。

「DHA」「EPA」についてはすでにご存知の方も多いかもしれませんが、改めて紹介しましょう。

「DHA」も「EPA」も、共に体内では合成できない不飽和脂肪酸で、食事から摂取しなければいけない栄養素です。

おもに魚介類の油に含まれ、2つの効用も非常に似ています。また、共に摂取すると相乗効果があることも分かってきています。

ここでは、「DHA」「EPA」それぞれについて、効用を紹介します。

DHA（ドコサヘキサエン酸）

ＤＨＡとは「ドコサヘキサエン酸」の略称。血液の循環を良好にさせることから、血管疾患のリスクを減らす、動脈硬化の予防、血中中性脂肪低減などが代表的な効用としてうたわれています。また、多くの人が知る効果のひとつが、脳や神経組織の発育や機能維持。

魚の主成分であるＤＨＡは血管脳関門を通過できる数少ない物質のひとつで、脳に多く存在しています。実際、血液の循環が良くなる性質に限定するなら、さまざまな成人病を予防できるという効用は、ＤＨＡよりもＥＰＡに顕著にみられるもの。

しかし、脳機能を高める働きはＤＨＡ独自のものですから、脳の構成成分でもあるＤＨＡは成長期の脳にとって特に重要な栄養素であるといえます。そうした特徴をふまえて、認知症ケアなどにも活かすことができないかと、世界中で研究が進んでいます。

EPA（エイコサペンタエン酸）

ＥＰＡとは「エイコサペンタエン酸」の略称。

１９６０年代に、デンマークで行われた疫学調査で血液の循環を良くすることで、動脈

［図表6］ DHA・EPAの機能

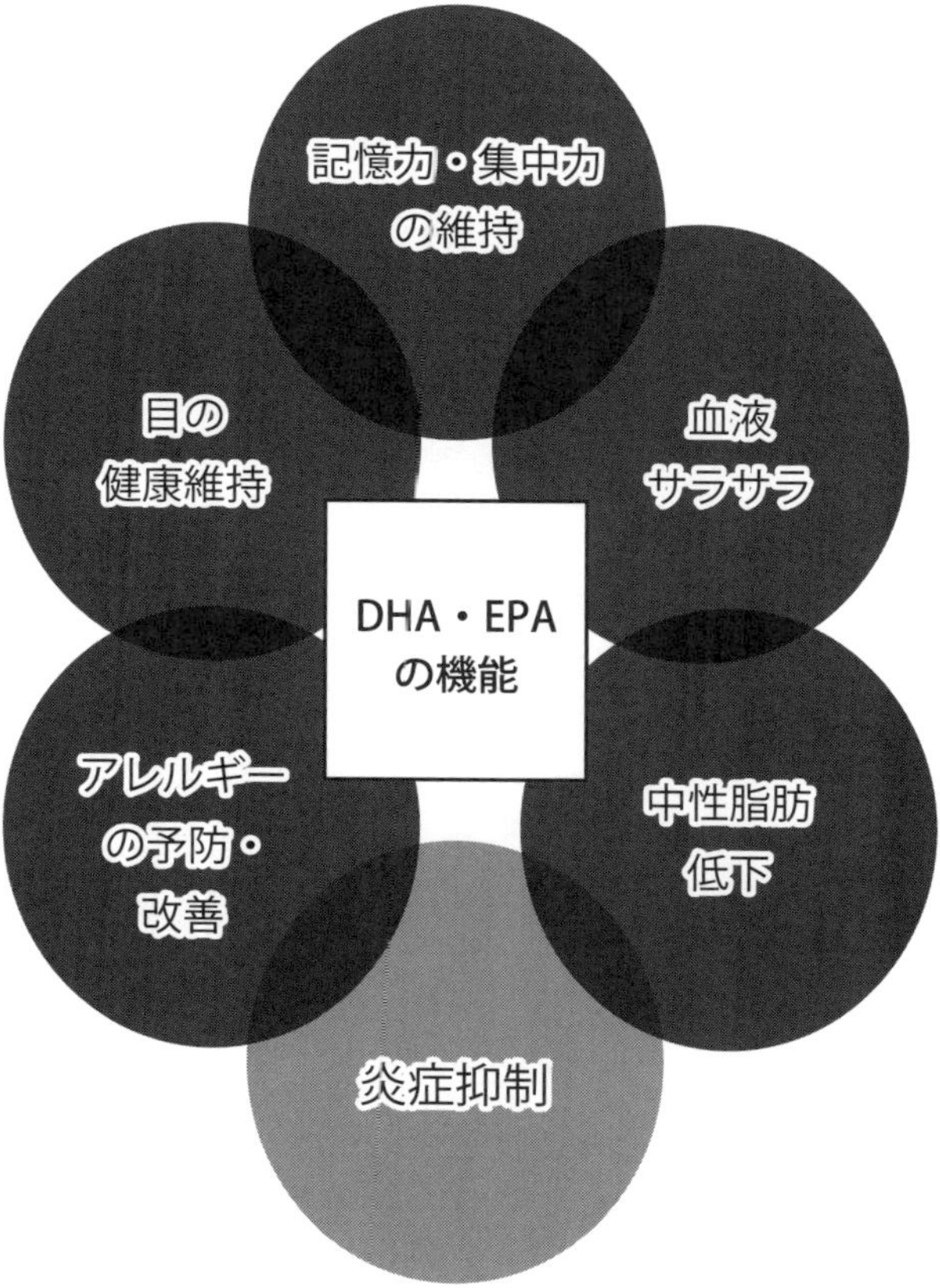

疾患のリスクを減らしているのではないかという可能性に結びつきました。

その後、さまざまな研究を経て、ＥＰＡに心血管疾患のリスクを減らす、動脈硬化の予防、血中中性脂肪低減などの効用があることが立証されました。現在は、ほぼ１００％の純正品が、脂質異常や閉鎖性動脈硬化症の治療薬として採用され、優れた効果を発揮しています。

「ＤＨＡ」「ＥＰＡ」も含む「脂質」

「ＤＨＡ」「ＥＰＡ」の優れた効用は分かっていただけたでしょうか。

抗炎症効果のある「ＤＨＡ」「ＥＰＡ」は魚介に含まれる脂質です。

良質な脂質が健康のために必要なことはご存じかと思いますが、そのなかでも「ＤＨＡ」「ＥＰＡ」は非常に良質な脂質です。

その事実を理解するために、ここでは、脂質について説明します。

一般に脂質は、「ダイエットの敵！」「健康の敵！」などとみなされる向きもありますが、実は、タンパク質・炭水化物と共に、生命を維持するための三大栄養素のひとつで、体を動かす際のエネルギー源としてはもちろん、ホルモンのバランスを整えたり、ビタミンの吸収を助けます。

さらには、ホルモンやビタミンの前駆体になるうえに、血管を柔軟に保つ働きや細胞膜の構成成分としても必要不可欠な栄養素なのです。

ですから、「DHA」「EPA」を摂っても、〝脂の摂りすぎだ！〟と心配することはありません。

余談ですが、現在のように脂質がふんだんに摂取できた時代はほとんどありません。有史以来、農耕民族化するまでは、人間は狩りをして食料を蓄えていました。当然ながら、獲物がある日もあれば、まったく獲物にありつけない日もありました。

そんななかで、脂質は1グラムで9キロカロリーものエネルギーに相当する大切な栄養素でした。なにしろ、同じエネルギーを炭水化物やタンパク質で得ようとした場合、2倍以上の量の食糧が必要です。

少ない量で大きなエネルギーを導き出してくれる脂質は、体内に蓄えて持ち歩けるコス

［図表７］三大栄養素＋α

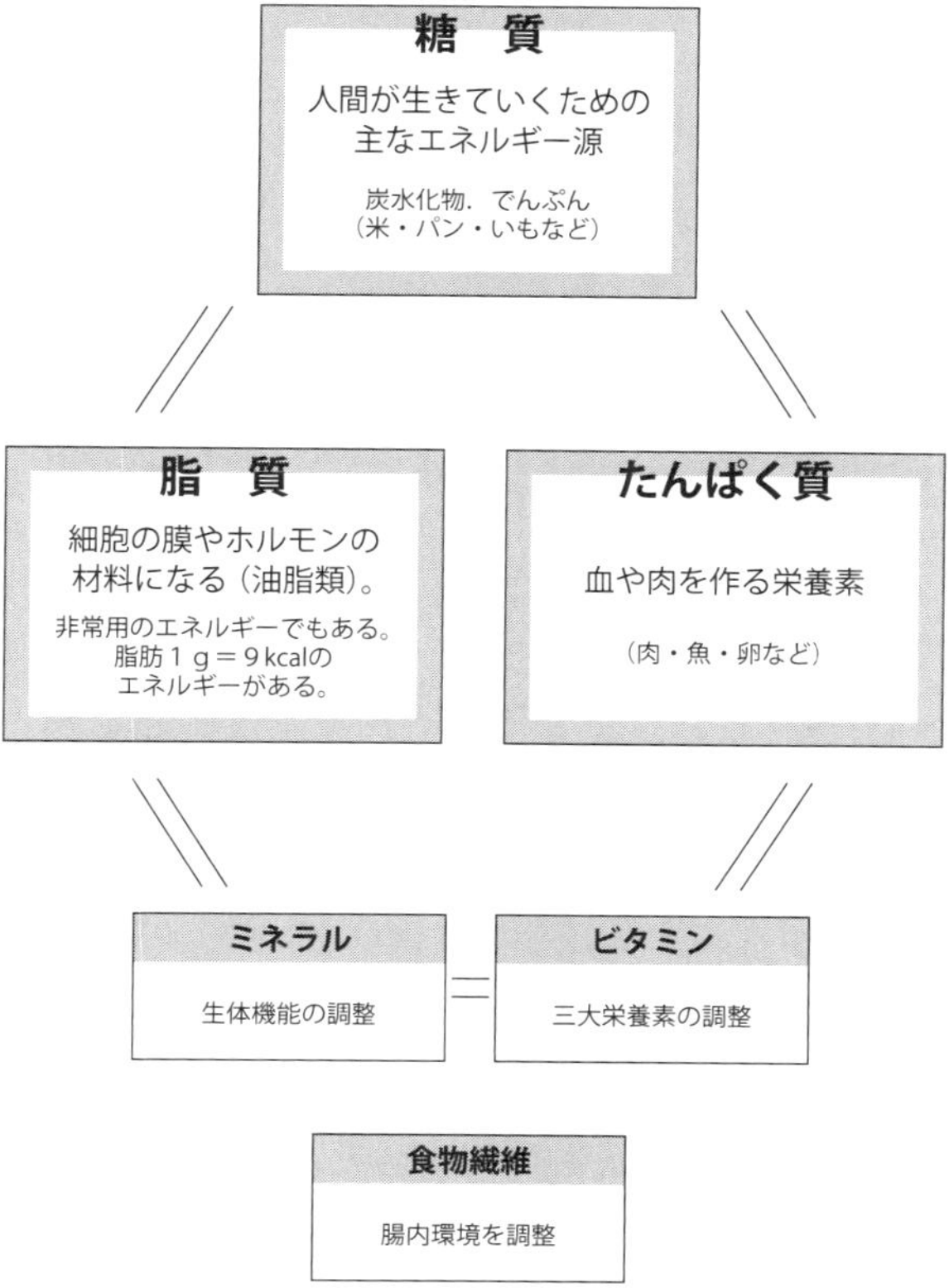
糖　質
人間が生きていくための
主なエネルギー源
炭水化物，でんぷん
（米・パン・いもなど）
脂　質
細胞の膜やホルモンの
材料になる（油脂類）。
非常用のエネルギーでもある。
脂肪１ｇ＝９kcalの
エネルギーがある。
たんぱく質
血や肉を作る栄養素
（肉・魚・卵など）
ミネラル
生体機能の調整
ビタミン
三大栄養素の調整
食物繊維
腸内環境を調整

トパフォーマンスの良いエネルギー源だったのです。

そんな遠い昔の記憶が、今を生きる私たちを脂肪に向かわせ、本能的に脂肪を蓄えてしまうという説もありますが、その真偽は定かではありません。

そんな遠い記憶があるにせよ、食べ物が飽和する現代、我々と脂肪との闘い――ダイエットは、万人のテーマでもあります。

話を元に戻しましょう。現代社会では、何かと悪者になりがちな脂質ですが、WHO（世界保健機関）では、1日の栄養の15～30％を脂質から摂取することを推奨しています。日本でも2015年に厚生労働省が「脂質の目標量上限」を1日の摂取カロリーの25％から30％に軌道修正しました。

最近の研究では「健康な肉体を求めるなら、油を摂取すべき」とも言われています。何しろ脳のおよそ65％は脂質。神経の伝達機能を司るためには脂質が必須なのです。

ただし、これには「良質な油」を「バランス良く摂取」というただし書きがつきます。

動物性の飽和脂肪酸は過剰摂取に注意

脂質が体内に吸収されたり、利用されるときに、脂質は脂肪酸となります。

この脂肪酸が私たちの身体に影響を及ぼしますが、脂肪酸は大きく分けて、「飽和脂肪酸」と「不飽和脂肪酸」の2種類に分かれます（図表8参照）。

まずは「飽和脂肪酸」について説明しましょう。

飽和脂肪酸のほとんどは動物性で、常温で固形のものが多く、酸化しにくいのが特徴です。主に肉や牛乳、バター、卵黄、チョコレート、ココナッツなどに多く含まれ、体内に蓄積されて、体脂肪になりやすい特徴があります。

過剰摂取は悪玉コレステロール（ＬＤＬ）や中性脂肪を増やし、心疾患のリスクを高めます。また、動脈硬化が促進されたり、がんのリスクをやや上げたりするという報告もあります。

今から50年前、飽和脂肪酸はこのような懸念から〝体に悪い脂肪〟として「なるべく摂

[図表8] 脂肪酸の種類

分類			おもな脂肪酸	多く含まれる食品
飽和脂肪酸			パルミチン酸	パーム油、ヤシ油、牛脂、ラード、バター
			ステアリン酸	
			ミリスチン酸	
			ラウリン酸	
不飽和脂肪酸	一価不飽和脂肪酸	n-9系	オレイン酸	オリーブ油、キャノーラ油（菜種油）
	多価不飽和脂肪酸	n-6系	リノール酸	サフラワー油、大豆油、ごま油、コーン油、ひまわり油（摂り過ぎになりがち）
			γ-リノレン酸	月見草油、母乳
			アラキドン酸	レバー、卵、アワビ
		n-3系（不足しやすい）	α-リノレン酸	しそ油、えごま油、亜麻仁油、くるみ
			DHA	マグロ、ブリ、サバ
			EPA	ハマチ、イワシ、サンマ

取を控えよう」とされていました。

動物性脂肪は悪、植物性油脂は良、という図式だったのです。

具体的にはバターはやめてマーガリンに、炒め物はラードではなく植物油を、といった具合でした。


ところが30年前頃から、〝トランス脂肪酸〟が健康に大きな影響を与えるといった議論が起こりました。

トランス脂肪酸は、常に液体である植物油に水素添加することでできる、半固体の酸化に強い安定した脂肪酸で、マーガリンやショートニングといったものに多く含有され、たくさんの加工食品に使用されているものです。


トランス脂肪酸の問題もあり、米国ではここ最近はバターの消費がマーガリンの消費を上回っているそうです。

バターと比べて、マーガリンは「たくさん手が加えられて、あまり健康に良くなく、ナチュラルでもない」といった見方が広がっているそうです。

また植物系飽和脂肪酸のひとつである、ココナッツオイル（ヤシ油）は最近ではダイエットに効果があると、日本でも一時品薄になるなど話題になっていました。

とはいえ、過剰摂取の害がなくなった訳ではありません。

２０１５年版の『日本人の食事摂取基準』（厚生労働省）によると（以下同）、「飽和脂肪酸」の摂取目標は、50歳～70歳以上の男女共に1日の総エネルギーの7％以下と設定されています。適量を意識しながら、上手に摂取してください。

不飽和脂肪酸は「オメガ9系」「オメガ6系」「オメガ3系」に分かれる

一方「不飽和脂肪酸」は、植物や魚の脂肪に多く含まれる脂肪酸で、「一価不飽和脂肪酸」と「多価不飽和脂肪酸」に分かれます。

美容や健康に詳しい方なら、ご存知かもしれません。

「一価不飽和脂肪酸」は、別名「オメガ9系脂肪酸」とも呼ばれ、常温で液体であることが特徴のひとつです。

代表的なものでいうと、オリーブオイルに含まれるオレイン酸が知られています。効用としては、血液中の悪玉コレステロール値の低下や循環器系疾患の予防などが報告されています。

現代の日本人の食卓では、目標摂取に届かないケースが多く見られるので、意識して摂取したい油です。

料理をするとき、サラダオイルやバターの代わりにオリーブオイルを使ったり、サラダのドレッシング代わりにオリーブオイルをかけたりするだけで、その摂取量は変わってきます。

もうひとつの不飽和脂肪酸である「多価不飽和脂肪酸」には、酸化しやすく劣化しやすい特徴があり、「オメガ3系脂肪酸」と「オメガ6系脂肪酸」に分かれます。

脂肪酸には体内で合成できるものと体内で合成できないものがあり、「体内で合成できない脂肪酸」を「必須脂肪酸」と呼んでいます。

欠乏すると、皮膚の弾力性低下や脱毛症、ツメの脆弱化や毛細血管の脆弱化などが起こりますが、「オメガ3系脂肪酸」と「オメガ6系脂肪酸」はともに必須脂肪酸。

体内で合成できないため、必ず食事から摂取しなければいけません。

「オメガ6系脂肪酸」の代表はリノール酸で、リノール酸が代謝されて、アラキドン酸やγ-リノレン酸が作りだされます。

この「アラキドン酸」という物質。痛みの原因になるものなので、よく覚えておいてください。あとの章で抗炎症作用について語りますが、その際にキーワードとして出てくる物質です。

「オメガ6系脂肪酸」は、主に大豆油、コーン油、サフラワー油などに多く含まれ、血中コレステロールの低下や動脈硬化の予防効果があります。

摂取目標は、50歳~70歳以上の男性で1日に8~10グラム、女性で7~8グラムと設定されています（厚生労働省『日本人の食事摂取基準（2015）』）。欧米化した現代の日本人の食生活では「オメガ6系脂肪酸」が過多になりやすく、せっかくの効用が得られなくなってしまいます。

［図表９］不飽和脂肪酸の種類

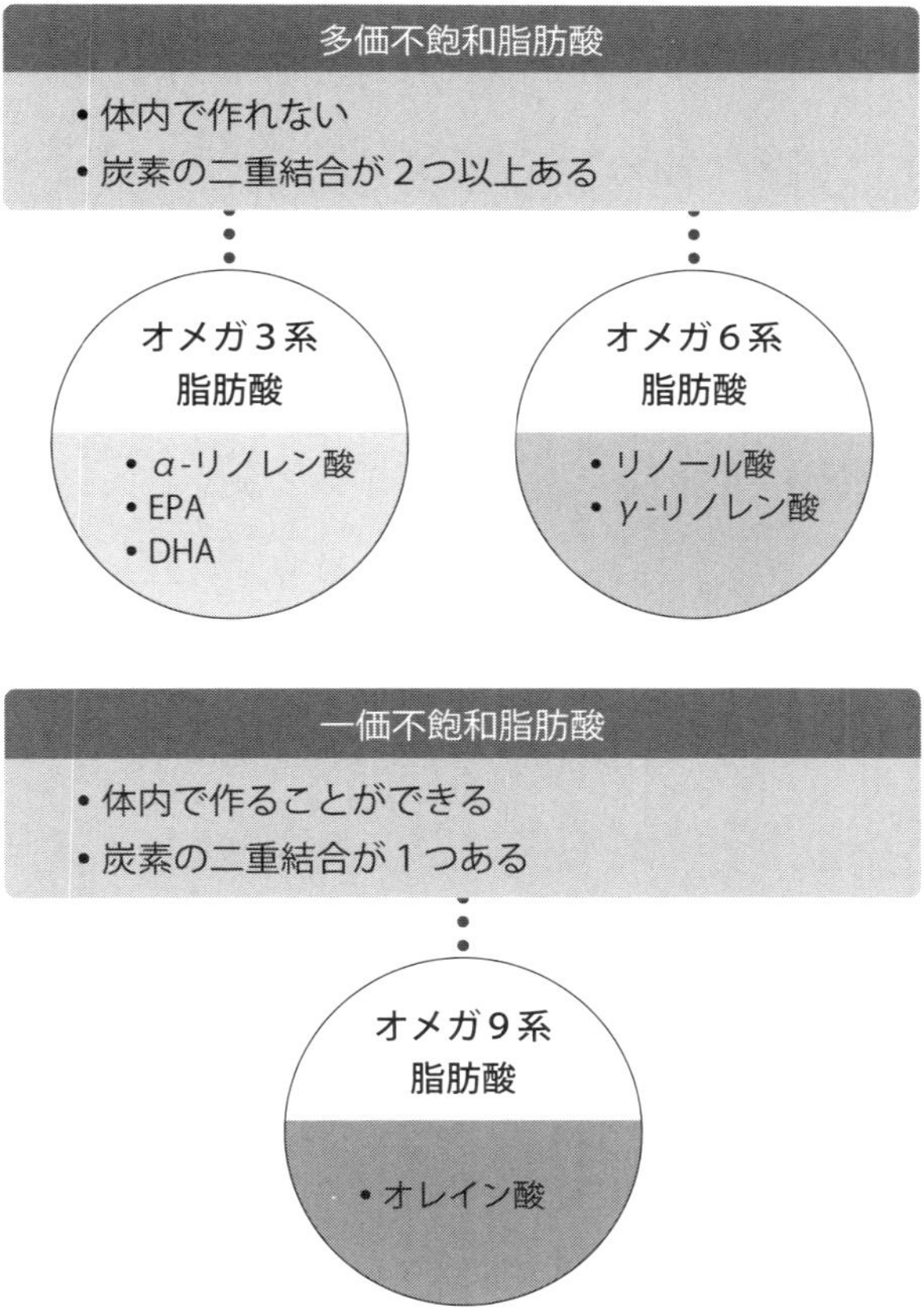
多価不飽和脂肪酸
・体内で作れない
・炭素の二重結合が２つ以上ある
オメガ３系
脂肪酸
・α-リノレン酸
・EPA
・DHA
オメガ６系
脂肪酸
・リノール酸
・γ-リノレン酸
一価不飽和脂肪酸
・体内で作ることができる
・炭素の二重結合が１つある
オメガ９系
脂肪酸
・オレイン酸

そのことについては次の項で詳しく説明しますが、摂り過ぎには十分に注意してください。

一方、「オメガ3系脂肪酸」にはα–リノレン酸、そしてDHA・EPAがあり、これらも必須脂肪酸。主に青魚などの魚介類に多く含まれ、アレルギー疾患、心臓血管系疾患、高血圧やがんの予防効果、そして、抗炎症効果があります。

最近人気のアマニ油にはα–リノレン酸が多く含まれていることから、健康的なオイルとして注目されています。α–リノレン酸は体内でDHA・EPAに変換されますが、その変換率は10％程度と考えられています。

手軽に「オメガ3系脂肪酸」を摂るには便利ではありますが、魚由来のDHA・EPAには及びません（もちろん他の植物オイルと比べれば抜群の健康オイルではありますが）。

摂取目標は、50歳～70歳以上の男性で1日に2.2～2.4グラム、女性で1.9～2.0グラムと設定されています。

現在の日本人の食生活では、この「オメガ3系脂肪酸」もあまり摂取できません。

その点を自覚して、積極的に、たとえば週3～4回程度魚中心の食事にすることが理想です。

大切なのは「オメガ3系」と「オメガ6系」のバランス

学校の化学の講義のようになってしまいましたが、「DHA」と「EPA」の抗炎症作用を理解するためには、大切な要素なので、頑張って読み進めてください。

さて、より健康的に脂肪酸を摂取するために気を付けなければいけないことがあります。それは、必要以上にバターやラードなどの「飽和脂肪酸」を摂取しないことと、大豆油やコーン油などの「オメガ6系脂肪酸」と魚油やえごま油などの「オメガ3系脂肪酸」の摂取バランスに気を付けることです。

特に大切なのは「オメガ6系脂肪酸」と「オメガ3系脂肪酸」のバランスですが、「オメガ6系脂肪酸」と「オメガ3系脂肪酸」は、ふたつでひとつと考えてください。

例えば体内で「オメガ6系脂肪酸」が増えると「オメガ3系脂肪酸」の作用が抑えられてしまうこともあります。

日本脂質栄養学会や国際脂肪酸・脂質学会では、健康のために「オメガ6系脂肪酸」2に対し、「オメガ3系脂肪酸」は1の割合を理想の摂取比として推奨しています（厚生労働省では、その理想比のためには大幅に食事内容を変える必要があるため『日本人の食事摂取基準（2015）』ではひとまず、「オメガ6系脂肪酸」4に対し、「オメガ3系脂肪酸」は1の割合としています）。

いずれも大切な栄養素で、体内では生成することができないため、食事で摂取するほかないのですが、両者のバランスが反対、つまり「オメガ3系脂肪酸」が「オメガ6系脂肪酸」より過多になる場合はどうすれば良いか？　という疑問が湧いてきますが、現代の日本人の栄養バランスを考えると、そうしたことはほぼ起こりません。

なぜなら、「オメガ6系脂肪酸」のリノール酸は、パン、菓子、マヨネーズ、惣菜、カップ麺などの加工食品やファストフードに多く含まれているからです。

残念ですが、私たちの食生活には、でき合いの惣菜やファーストフードが、欠かせないアイテムになってしまっています。

こうした食生活のなかで、私たちは「見えない油」＝「オメガ6系脂肪酸」を知らず知らずのうちに多量摂取しているのです。

そもそもリノール酸（オメガ6系脂肪酸）には、血中コレステロールの低下等の予防効果が期待できますが、過剰摂取した場合には、免疫細胞が働きにくくなるというマイナス面があります。

結果、花粉症やアトピー性皮膚炎などのアレルギー性疾患を引き起こし、最近ではうつ発症の可能性もあるという説も浮上しています。

そうした背景から、現代の食生活の中では、「オメガ6系脂肪酸」は最も減らすべき脂肪であると考えられています［サラダオイル（オメガ6系脂肪酸）ではなくオリーブオイル（オメガ9系脂肪酸）を使いたいものです］。

加工食品を購入する際には、原料材料表示をよく確認してください。「植物性油脂」と書かれていれば、リノール酸（オメガ6系脂肪酸）である可能性が高くなります。

気づくと多量摂取しがちな「オメガ6系脂肪酸」（リノール酸）に対して、不足しがちなのが「オメガ3系脂肪酸」です。

痛みを感じている場合は、特に抗炎症作用が認められている「オメガ3系脂肪酸」を積極的に摂取すると良いでしょう。

こうした理由から、前項でお話しした「良質な油」とは「オメガ3系脂肪酸」だと考えています。

「オメガ3系脂肪酸」の効用を正しく受けるためには、脂肪酸の摂取バランスが非常に大切です。油なら植物系の「アマニ油」「えごま油」、食材なら「天然の魚」特に青魚には豊富に含まれています。

食材を選ぶときは「オメガ6系脂肪酸」と「オメガ3系脂肪酸」のバランスを念頭においておくといいでしょう。

DHAとEPAの違いを知って上手に摂取する

DHAもEPAもともに、私たちが食事から摂取しなければいけない必須脂肪酸「オメガ3系脂肪酸」であることは理解いただけたかと思います。

また、前述したとおり、その効用は重なる部分も個々それぞれの部分もあります。ここで改めて、DHAとEPAの効用をまとめてみたいと思います。

【DHA／EPAに共通した効用】

■血液をサラサラにする

■中性脂肪・コレステロール値の低下

■血管をしなやかにする

■アレルギー症状の改善

■うつや認知症のリスクの低減

■抗炎症効果

など

【DHAの効用】

■記憶力の改善

■胎児・小児の脳の発育促進

■動体視力の改善

など

【ＥＰＡの効用】

■血栓の予防

■高血圧の改善

など

また、ＥＰＡとＤＨＡの違いでいうと、ＥＰＡは摂取後体内に増加し、摂取しないと減少してしまいます。

対してＤＨＡは同じように摂取しても、ＥＰＡのような増減が起こりにくいことが分かっています。体内で分かりやすい増減をするＥＰＡは、食事などの摂取量によって、体内量が変動しますが、ＤＨＡは比較的安定しているのです。

フィッシュオイルにはＤＨＡ・ＥＰＡが含まれていますが、ＥＰＡは体内でＤＨＡに変換することもあるので、オイルや食品、サプリメントで摂取する場合はＥＰＡが多く含まれているものを選ぶほうがいいでしょう。

誰も知らない？　DHA・EPAの抗炎症作用

『Every　DHA推進委員会』が2016年に、全国20~69歳の男女2063人にインターネットで調査をしたところ、「DHAの名称認識率」は84・3%、「EPAの名称認識率」は49・5%と、共に高い数値だったといいます。

さらには「DHA」「EPA」共に名称を知っている人のなかでも、3人に1人以上は「血液をサラサラにする」「動脈硬化の予防・改善」「頭を良くする」などの効果効能に関しても認知が進んでいるということが分かりました。

摂取できているか否かは別問題として、DHA・EPAが多くの人に知られる栄養素ということが分かり、そのパワーを皆さんに知っていただきたい私は、非常に嬉しく思いました。

しかし、同時に、このデータでとても残念に感じたことがあります。

それはＤＨＡ・ＥＰＡの効用のなかで「抗炎症作用」を挙げた人がいなかったことです。
実は研究者、医療関係者などの間では、古くから、ＤＨＡ・ＥＰＡの「抗炎症作用」が注目されています。

現在、アメリカやカナダなどでは、手術後の炎症抑制のためにＥＰＡ摂取が推奨されていますし、ハーバード大学医学部の研究報告では、炎症のひとつ、歯周病を改善させるとのレポートもあります。次に67ページの図表10を見てください。

これは消費者庁が２０１４年におこなった「食品の機能性評価モデル事業」で、一般的に知られているサプリメントの機能性に対して、国内外の科学的な論文・臨床データ等を分析・解析した結果です。

Ａランクは「機能性に明確で十分な根拠がある」とされています。

「ＤＨＡ・ＥＰＡによる関節リウマチの症状緩和」は、総合評価でＡランク。これはＤＨＡ・ＥＰＡの効用で多くの人が認知する「血圧改善作用」より高い評価です。

その他、さまざまなエビデンスでＤＨＡ・ＥＰＡの抗炎症作用が発表されているにもかかわらず、日本では、未だその認知度が低いのです。

［図表 10］ 消費者庁による 11 種類の機能性成分の総合評価

	11成分	機能	総合評価
オメガ3系脂肪酸	DHA・EPA	心疾患リスク低減	A
		血中中性脂肪低下作用	A
		血圧改善作用	C
		関節リウマチ症状緩和	A
		乳児の成育、行動・視覚発達補助	B
		うつ症状の緩和と発生率低下	C
	αリノレン酸	心疾患リスク低減	B
セレン		前立腺癌の予防効果	B
ルテイン		加齢黄斑変性の進行抑制	B
CoQ10		心機能改善効果	B
ヒアルロン酸		膝関節痛改善効果	C
ビルベリーエキス		視機能改善（視力回復、眼精疲労改善）	C
グルコサミン		変形性膝関節症の症状改善	B
分岐鎖アミノ酸（BCAA）		筋タンパク質の合成促進・分解抑制	B
イチョウ葉エキス		認知機能改善	B
ノコギリヤシ		前立腺肥大に伴う頻尿、排尿障害の改善	B
ラクトフェリン		感染防御	B

消費者庁「『食品の機能性評価モデル事業』の結果報告」より作成
（オメガ3系脂肪酸以外の成分の機能については最も評価の高かったものから抜粋）
※特定の成分の有効性や安全性を国が保証するものではありません

その背景には、DHA・EPAにはさまざまな効用があり、いわゆる「血液サラサラ」系で生活習慣病の対策になることが、多く人の耳目を集めたことがあると思います。

それと同時に薬機法（薬事法）による制限も大きく影響していると思います。

薬機法とは、正式名称は「医薬品、医療機器等の品質、有効性及び安全性の確保等に関する法律」といい、従来薬事法と呼ばれていた法律が平成26年11月に改正されたものです。

この法律により、医薬品や医薬品と間違われそうなサプリや健康食品等、その文章を読んだ人が勘違いをしないように表現が規制されています。

すなわち効果効能は医薬品にのみ認められている、ということです。

巷で出回っているサプリメントは、効果効能が書いてあるように感じる方が多いと思いますが、実際は効果効能ではない表現、この法律に触れない範囲で収めています。

例えば「加齢とともに減りがちな体内の軟骨成分を補給しましょう」は成分・栄養補給なので効果効能ではなく広告表現としては認められますが、「軟骨成分がひざの痛みを改善します」は効果効能にあたり法律違反となります。

DHA・EPAの抗炎症作用＝「炎症を抑える働き」ですが、「炎症」自体がすでに病態のひとつなので、その病態を抑制することは効果効能にあたるため、サプリメントでは表現ができないものになってしまいます。

毎日安心して食べられる食品から得られる確かな「炎症を抑える働き」ですが、事実であっても、サプリメントでは表現すること自体が法律違反となってしまうのです。

大衆に知らせるために最も効果的な企業の宣伝活動としてDHA・EPAの抗炎症作用がいえない、となると相対的にマスメディアでも取り上げる機会が少なくなってしまうのはやむを得ないことではあります。

とはいえ、関節痛で悩む人はあとをたちませんから、これまでもっと、DHA・EPAの抗炎症作用が注目されてもよかった気がします。

第1章でも話したとおり、現状では、痛みを改善するために「軟骨を厚くする」、「軟骨を再生させる」方向のアプローチが多く、痛みを解消するためには「炎症」を抑えることが最優先という考え方が認知されていないせいもあるでしょう。

本書をきっかけに多くの方々がDHA・EPAの抗炎症作用を理解し、痛みを改善するために、日々の生活に取り入れていただきたいと強く思います。

ＤＨＡ・ＥＰＡの抗炎症作用のメカニズム

さて、ＤＨＡ・ＥＰＡは、どのように痛みの元凶〝炎症〟を抑えるのでしょうか。そのメカニズムをみていきましょう。

痛みの原因物質は「プロスタグランジン」や「ロイコトリエン」です。これらの原因物質の材料になるのが前述した「アラキドン酸」。組織がダメージを受けると、細胞から放出された「アラキドン酸」に「シクロオキシゲナーゼ」「リポキシゲナーゼ」という酵素が作用し、「プロスタグランジン」や「ロイコトリエン」が発生します。この「プロスタグランジン」や「ロイコトリエン」が炎症を引き起こし、痛みや発熱を発症するのです。

また、一度引き起こされた炎症は、「アラキドン酸」の生成をより促進し、ますます「プロスタグランジン」や「ロイコトリエン」を発生させてしまうという悪循環が起こります。

実は、炎症の元凶となる「アラキドン酸」を作りだす原料のひとつが、先ほどから話が出ている『オメガ6系脂肪酸』なのです。

前述したとおり、オメガ6系脂肪酸は必須脂肪酸。

人間が生きていくためには欠かせない脂肪酸ではありますが、『オメガ6系脂肪酸』を摂取し過ぎると、炎症を起こしやすい体質になると考えられています。

それに対して、炎症を抑える働きがあるのが『オメガ3系脂肪酸』。

この本のテーマでもあるDHA・EPAなどです。

DHA・EPAは、炎症の元となる「プロスタグランジン」や「ロイコトリエン」の生成に対して拮抗することで、炎症を抑制します。さらに、最近の研究では、慶應義塾大学薬学部・理化学研究所統合生命医科学研究センター・横浜市立大学大学院医科学研究科の有田誠先生の研究論文によると、DHA・EPAから「レゾルビン」や「プロテクチン」などの抗炎症性代謝物が見いだされ、その生理機能が注目されています。

このように、DHA・EPAの抗炎症作用は明確になっています（図表11、12参照）。

［図表 11］必須脂肪酸の炎症相関

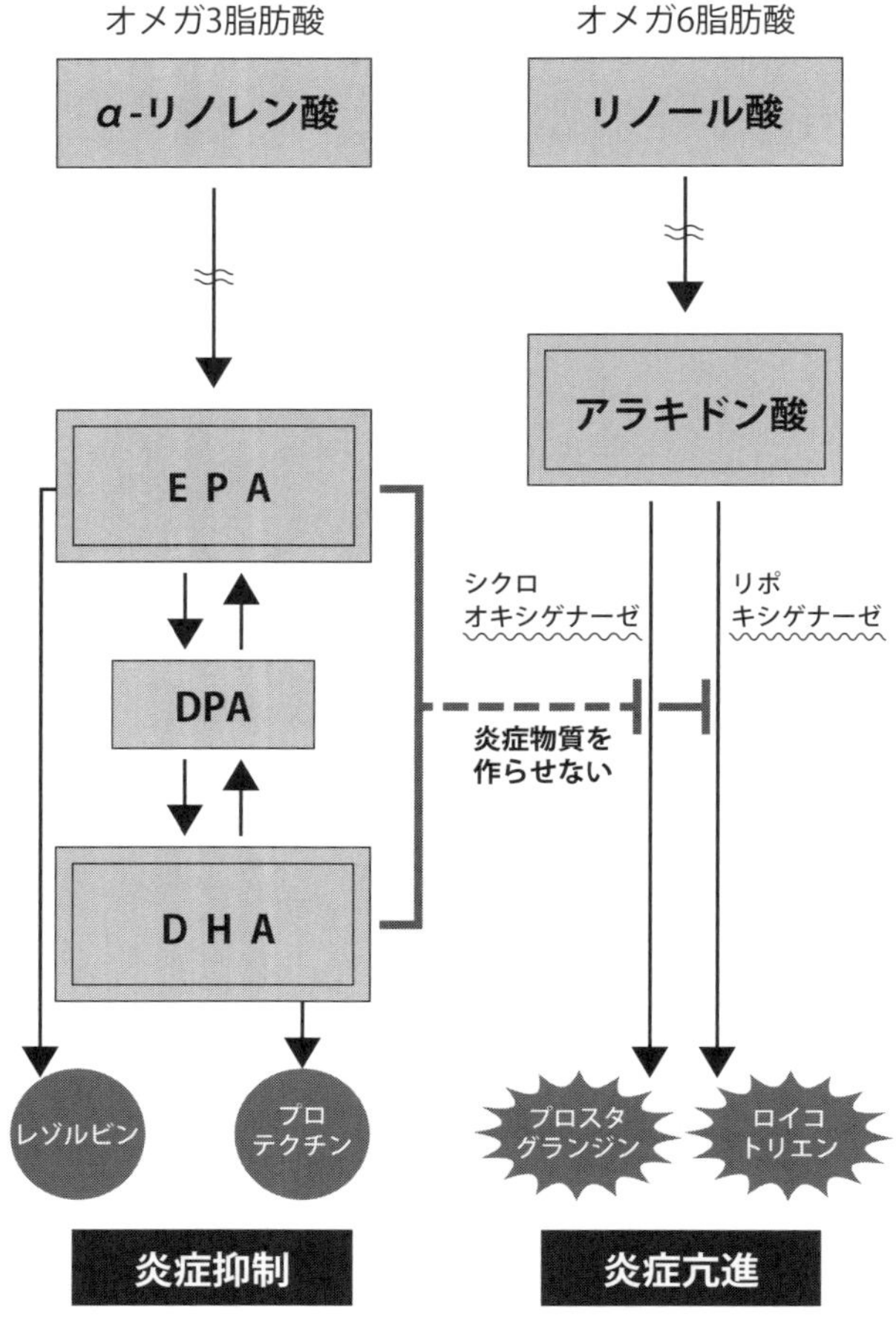

［図表 12］DHA・EPA の炎症を抑える働き

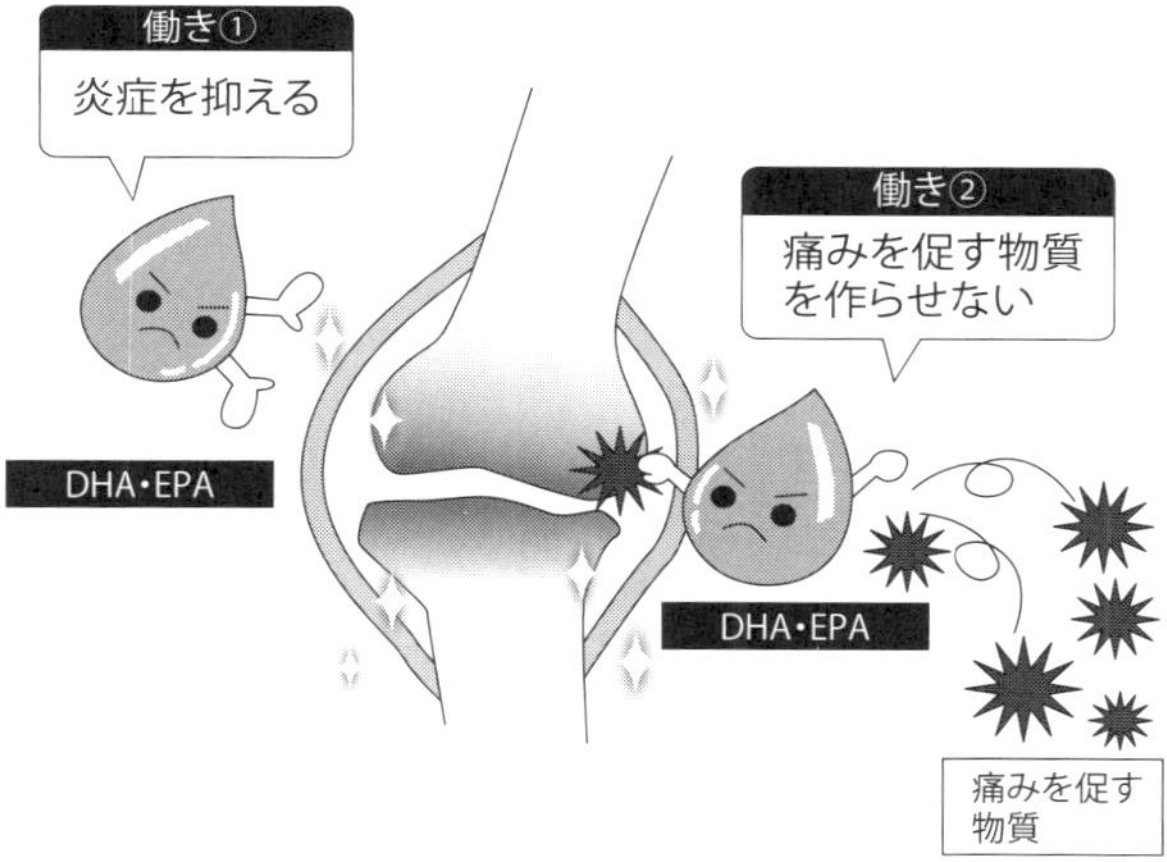

炎症反応とは、前述の通り細菌や異物の除去に対する免疫反応です。

いわば体内の防衛隊による「アラキドン酸」の〝火炎攻撃〟そして「DHA・EPA」の〝消火作業〟となるわけです。

もっと簡単に車で例えると、「アラキドン酸」はアクセル「DHA・EPA」はブレーキという関係ともいえるでしょう。

オメガ6系脂肪酸の摂取過剰に加え、加齢による自律神経の乱れや衰えが、炎症を起こしやすい体質、アクセルを踏み続けている状況に陥っていると考えられます。

いつでも良くブレーキが利くように、常にDHA・EPAを備えておくこと、毎日しっかり食べることが大切なのです。薬や治療ではなく、食べ物で炎症を抑制できるなら、それ以上に気楽なものはないと思います。

魚を食べなくなった日本人

DHA・EPAを摂取するためには「魚介」を食べることが手っ取り早い方法ですが、実は日本の食卓から魚が消え続けています。

2000年初期には一人当たり95グラム弱ほど食していた魚介類ですが、2014年の平均をみると70グラムに満たない摂取量になっています（図表13参照）。

逆に摂取量として増え続けているのが肉類。

2005年までは魚介類のほうが多く摂取されていましたが、それ以降は肉類にとって代わられ、その傾向は年々顕著になっています。

また、厚生労働省の『日本人の食事摂取基準』をみると、18歳以上の全世代が、国が提

[図表 13] 魚介類、肉類摂取量推移（1人1日当たり）

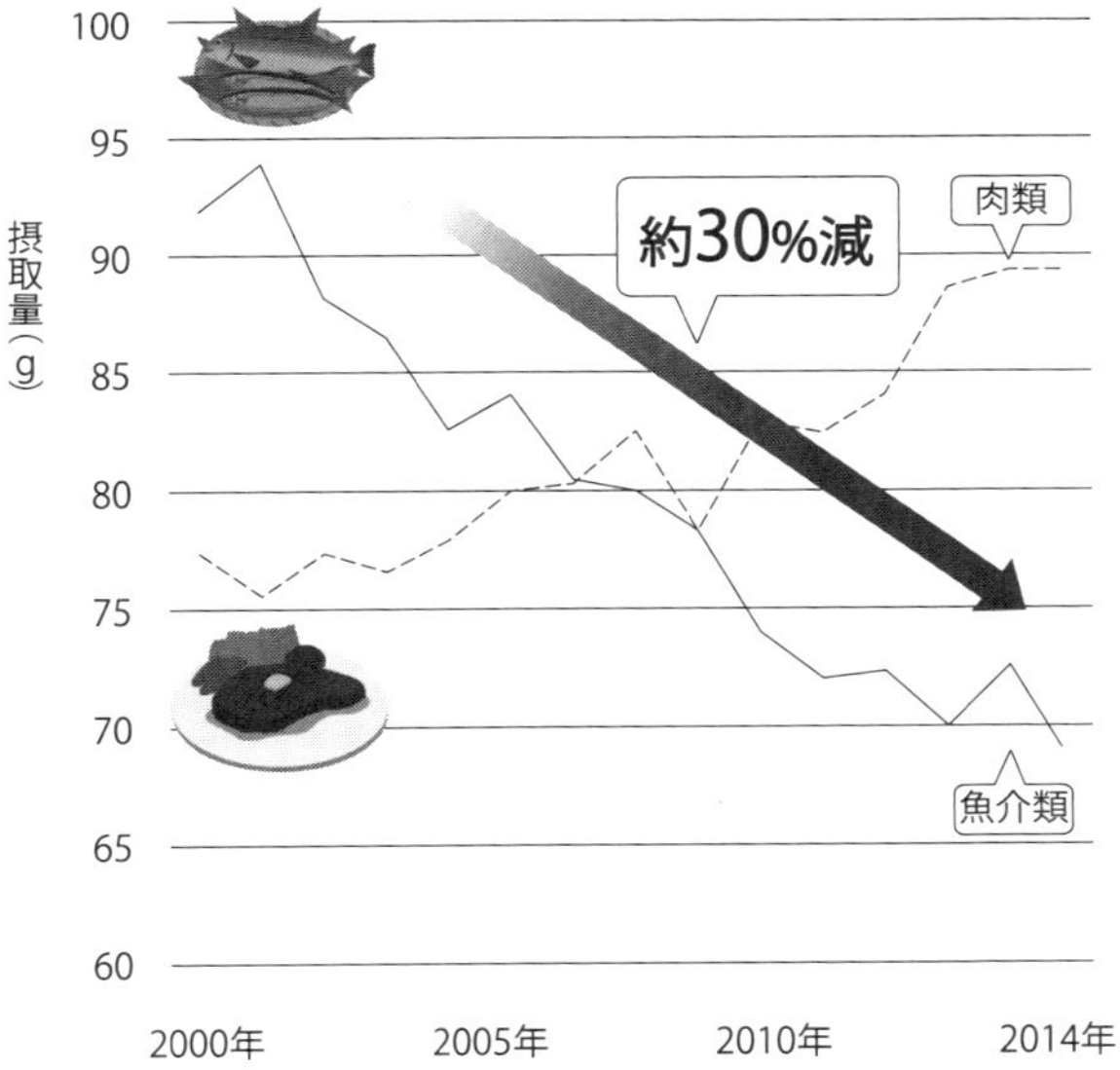

厚生労働省「平成25年　国民健康・栄養調査報告」より作成

案する「ＤＨＡ・ＥＰＡの摂取目標」に到達していないことが分かります（図表14参照）。「調理法が少なく、調理が面倒に感じる」「まとめ買いしづらい」「肉よりも割高」「下処理や後片付けが面倒」「調理後の匂いが残る」「子どもが食べない」など、味わいとは別のところで、魚離れが進んでいます。

実際、回転寿司の賑わいを見ると、日本人が本当の意味で「魚介離れ」をしているとは考えにくい現状もあります。

とはいえ、毎日回転寿司に行く人は少ないでしょう。食卓に魚が並ばなければ、魚介離れは進む一方です。

関節痛に悩むなら、ＤＨＡ・ＥＰＡの抗炎症効果を最大限に活かすため、すぐに魚介を食すよう、食生活を変えることをおすすめします。

外食の際、できるだけ肉ではなく魚を選ぶだけでも、1日の摂取量は上がります。

調理が面倒なら、刺身など生魚を食べるのでもいいでしょう。

また、下処理をしてくれる魚店も多いので、上手に利用すれば、ことのほか調理が楽になって、魚ファンになる人も多いと思います。

［図表 14］ 日本人一日当たり DHA・EPA 摂取量と不足量（男女）

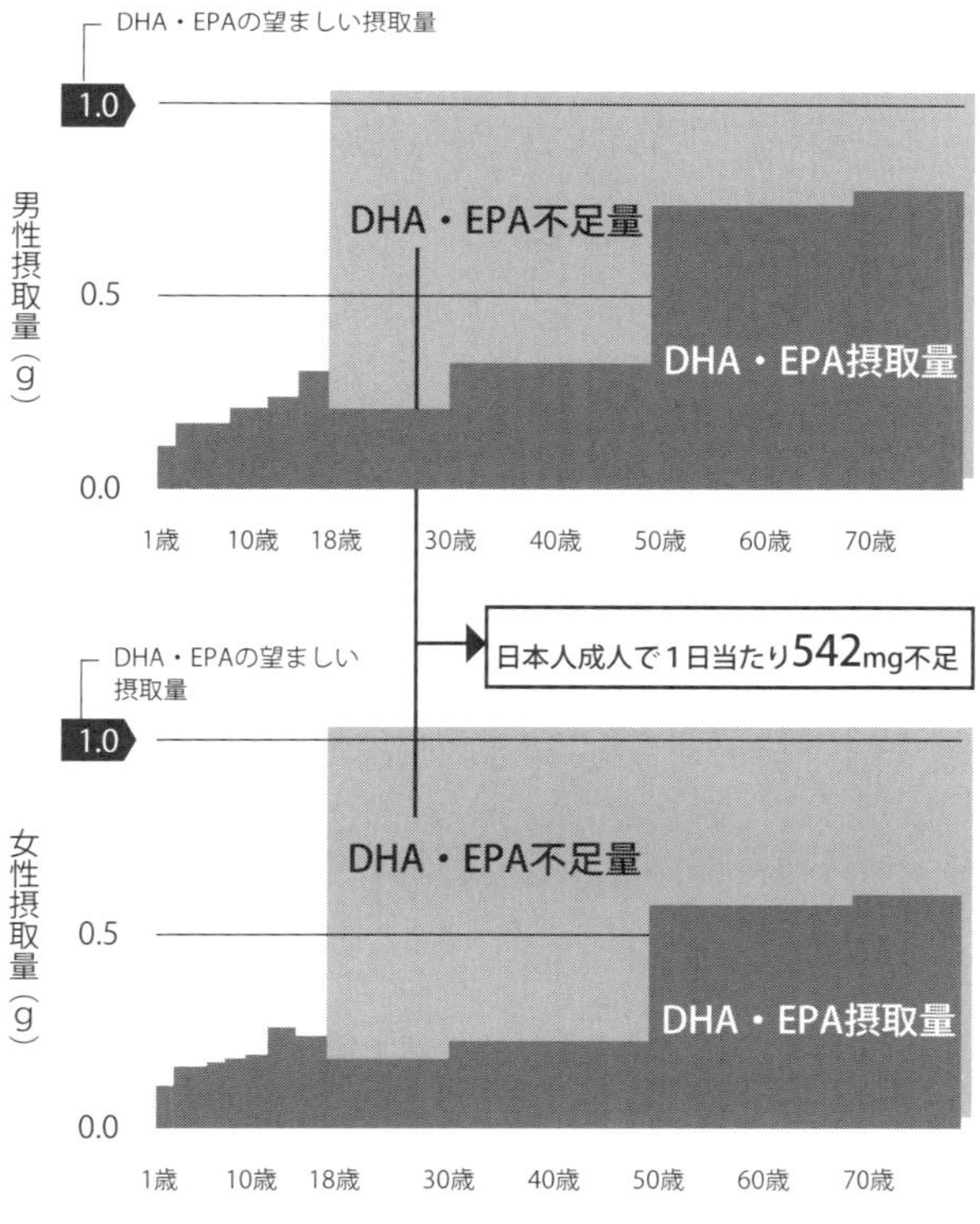

厚生労働省「日本人の食事摂取基準」（2010年版）より作成
※グラフデータは「日本人の食事摂取基準」（2010年版）に掲載されている「2005年および2006年国民健康・栄養調査の主な脂質摂取量の50パーセンタイル値」を使用

DHA・EPAが多く含まれるのは、刺身ならトロ・ブリ、焼き魚ならサンマ

DHA・EPAを効率よく摂取するためには、意識的に魚介を食べることです。魚介類以外にも同じオメガ3系脂肪酸のエゴマ油やアマニ油などからも摂れますが、摂取量では魚介にかないません。

摂取基準は前述したとおり、50歳～70歳以上の男性で1日に2.2～2.4グラム、女性で1.9～2.0グラム。

図表15を見てください。DHAは、マグロ、サンマ、イワシ、サバに、EPAはマグロ、イワシ、サンマなど、いずれも脂の乗った青魚に多く含まれています。

目安としては、焼き魚なら「サンマ1尾」「小型のイワシ2尾」、お刺身なら「マグロのトロ4～5切」「ブリ6～7切」程度を食べていれば、DHA・EPA共に1日の摂取量を満たしています。

こう聞くと、簡単にクリアできそうな量ですが、この量を毎日食べるとなるとどうでしょう？　自信を持って「食べ続けられる量」とはなかなかいえないと思います。

［図表 15］ 魚に含まれる DHA・EPA

◎EPA・DHAは青魚に多い

魚の種類	可食部 EPA （mg /100g）	可食部 DHA （mg /100g）	EPA・DHAを 1gとるのに 必要な量（g）
クロマグロ（脂身、生）	1400	3200	21.7
ブリ成魚（生）	940	1700	37.9
サンマ（生）	890	1700	38.6
マイワシ（生）	1200	1300	40.0
タチウオ（生）	970	1400	42.2
タイセイヨウサケ（養殖、生）	850	1400	44.4
ギンザケ（養殖、生）	740	1200	51.5
ウナギ（養殖、生）	580	1100	59.5
ニシン（生）	880	770	60.6
真鯛（養殖、生）	600	890	67.1
カラフトシシャモ（生干し、生）	740	650	71.9
マサバ（生）	500	700	83.3
カンパチ（生）	190	730	108.7
マアジ	230	440	149.3

※タイセイヨウサケ＝アトランティックサーモン

週3回程度この量を食べられれば、体内のＤＨＡ・ＥＰＡ量は安定するといわれています。

最初は「週3日、食卓に魚を！」を目指しましょう。

また、魚を摂取することは、ＤＨＡ・ＥＰＡ以外にもタンパク質はもちろん、小骨に含まれるカルシウムや血合いの鉄分などもあわせて摂取できるということ。

健康への大きなアプローチにもなります。

魚のＤＨＡ・ＥＰＡを効率良く摂取するには？

ここでは、魚介の持つＤＨＡ・ＥＰＡを無理なく、効率よく摂取するためのヒントを紹介します。

せっかく魚を食べていても、大切なＤＨＡ・ＥＰＡが調理中に流れてしまうこともあります。

ただ摂取目標を目指して食べるだけでなく、魚が持つＤＨＡ・ＥＰＡを余すことなく摂取できるように、さまざまなコツを知りましょう。

1. 旬の魚を選ぶ

旬の魚は美味しいのはもちろん、脂が乗っていて、DHA・EPAの含有量も豊富です。値段も安いですから、経済的にも助かります。魚を選ぶなら旬のものが良いでしょう。

また、セールになっているものは、栄養素が低いのでは？　と危惧されがちですが、セールになっているものは大量漁獲できたもの。旬の魚であることが多いのです。迷わず食卓に並べてOKです。

2. 刺身などの生食がベスト！

魚の脂を余すことなく摂取するためには、刺身やカルパッチョなどの生食がベストです。煮たり、焼いたりすると10～30％、揚げると50％以上のDHA・EPAが流れてしまいます。理想は、できるなら毎日、無理なら週3日、食卓に数切れでも刺身が並ぶことです。

3. 養殖モノより天然モノを

同じ魚でも、養殖の魚にはＤＨＡ・ＥＰＡの含有量が少ないので、できるだけ天然のものを選びましょう。

4. 魚の種類や部位によってＤＨＡ・ＥＰＡの含有量が変わる

たとえば「マグロ」でも、「キハダマグロ」「メカジキ」「ビンナガマグロ」などさまざまな種類があります。79ページにある『魚に含まれるＤＨＡ・ＥＰＡ』の表は、ひとつの魚においてそれぞれの種類の平均値が記されていますが、せっかく食べるのなら、魚の種類ごとのＤＨＡ・ＥＰＡの含有量を知って、多いものを選べば、より多くのＤＨＡ・ＥＰＡが摂取できます。

また、魚の部位によってもＤＨＡ・ＥＰＡの含有量は変わります。

たとえば、魚のサプリメントの紹介文で「ＤＨＡ・ＥＰＡの1日の摂取量を満たすためには、マグロのお刺身8人分を食べないと足りない！」などと書かれているのを見かけますが、それは「赤身」で計算したもの。少々、大げさです。油の多い「トロ」なら1人前

[図表16] 魚の旬カレンダー

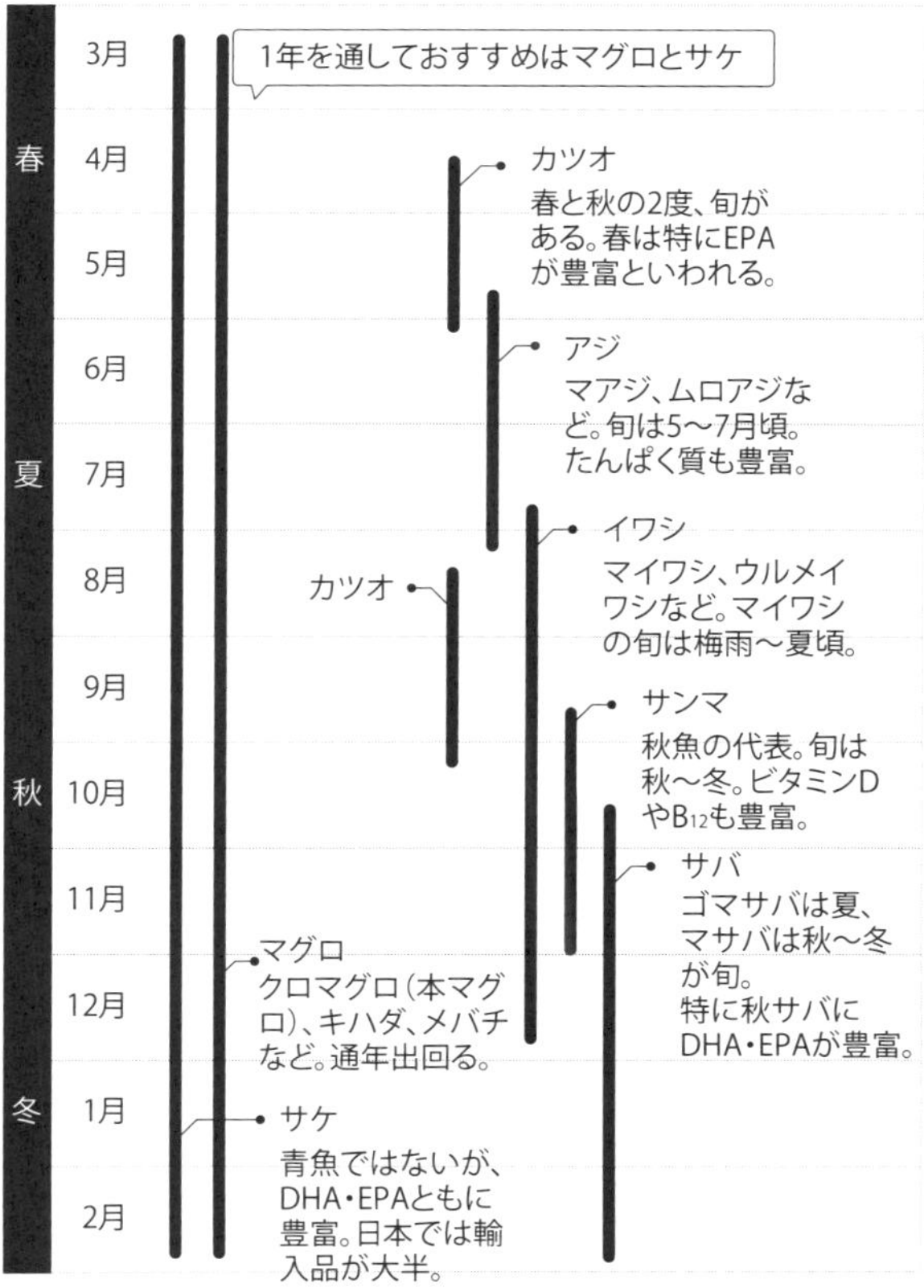

で十分です。

ここではＤＨＡ・ＥＰＡの含有量が多い「マグロ」「ブリ」「イワシ」の種類別栄養素の詳細を紹介します（図表17参照）。

5. 加熱するなら大きめに。スープやホイル焼きもおすすめ

加熱調理をするなら、魚を細かくせず、できるだけ大きなままで調理すると、油の流出を防ぐことができます。

また、スープであれば、スープの部分に脂が残っているので、必ず魚とともにスープも食べるようにしましょう。同様にホイル焼きの場合も、ホイルに脂の入ったスープが残ります。そちらを残さず食べれば魚の持つＤＨＡ・ＥＰＡを無駄なく摂取できます。

6. 酸化しやすいＤＨＡ・ＥＰＡ

不飽和脂肪酸は酸化に弱いという特徴があります。

ＤＨＡ・ＥＰＡの豊富な魚も酸化しやすく、それも魚離れの原因のひとつかもしれませ

[図表 17]「マグロ」「ブリ」「イワシ」の種類別栄養素の詳細

マグロ

魚の種類／調理法	EPA（mg）	DPA（mg）	DHA（mg）
くろかじき／生	4	1	36
まかじき／生	61	46	310
めかじき／生	110	140	600
きはだまぐろ／生	10	4	65
くろまぐろ／赤身、生	27	11	120
くろまぐろ／脂身、生	1400	310	3200
びんながまぐろ／生	37	6	150
みなみまぐろ／赤身、生	2	1	7
みなみまぐろ／脂身、生	1300	320	2700
めじまぐろ／生	310	69	850
めばちまぐろ／生	40	12	190
まぐろ類／缶詰・水煮、フレーク、ライト	20	6	120
まぐろ類／缶詰・水煮、フレーク、ホワイト	110	21	440
まぐろ類／缶詰・味付け、フレーク	100	21	400
まぐろ類／缶詰・油漬け、フレーク、ライト	14	10	65
まぐろ類／缶詰・油漬け、フレーク、ホワイト	77	0	370

ブリ

魚の種類／調理法	EPA（mg）	DPA（mg）	DHA（mg）
ぶり／生	940	320	1700
ぶり／焼き	1000	360	1900
ぶり・はまち／養殖・皮つき・生	450	190	910
ぶり・はまち／養殖・皮なし・生	390	170	830

イワシ

魚の種類／調理法	EPA（mg）	DPA（mg）	DHA（mg）
うるめいわし／生	290	34	660
うるめいわし／丸干し	340	40	620
かたくちいわし／生	1100	120	770
かたくちいわし／煮干し	260	26	320
かたくちいわし／田作り	220	19	620
まいわし／生	780	170	870
まいわし／水煮	700	160	910
まいわし／焼き	790	180	980
まいわし／塩いわし	830	120	1100
まいわし／生干し	1400	240	1100
まいわし／丸干し	540	91	510
めざし／生	930	160	1400
めざし／焼き	650	110	940
しらす干し／微乾燥品	120	11	260
しらす干し／半乾燥品	200	17	570
たたみいわし	380	260	420
みりん干し／かたくちいわし	360	38	580
みりん干し／まいわし	1400	200	1300
（いわし類）／缶詰・水煮	1200	200	1200
（いわし類）／缶詰・味付け	1400	240	1100
（いわし類）／缶詰・トマト漬け	1300	210	1100
（いわし類）／缶詰・油漬け	850	110	810
（いわし類）／缶詰・かば焼き	1800	300	1400
（いわし類）／まいわし・フライ	830	190	950
（いわし類）／しらす・生	90	8	250
（いわし類）／缶詰・アンチョビ	140	18	580
（水産練り製品）／黒はんぺん	150	31	160

※注意：値は、可食部 100g 当たりに含まれる成分（mg）を表します。

参照：文部科学省　食品成分データベース

ん。酸化した食べ物を摂取すると体の細胞を覆う細胞膜に障害を起こし、動脈硬化や老化の原因になってしまいます。肉より酸化しやすい魚は、早めに食するのが基本です。

ここまで書くとなぜか「加熱」調理を「酸化」すると勘違いする方がいらっしゃいます。加熱＝酸化でしたら、焼き魚や魚のフライはよくないことになってしまいます。調理法にかかわらず、新鮮な魚を選び、かつ調理後は早めに食べることが大切です。

7. 実はDHA・EPAが豊富な魚卵・肝

79ページの「魚に含まれるDHA・EPA」の表には含みませんでしたが、実は豊富なDHA・EPAを含有しているのが、「アンコウ」の肝や「イクラ」などの魚卵です。抗炎症効果のためには、迷わず摂取すべき食品のひとつです。

8. 缶詰を上手に活用

魚を手軽に摂りたいけれど、加工品の缶詰では効果がない？　と思われている方も多いと思います。

確かに魚の缶詰のなかには、魚をゆでてから魚の脂が入ったゆで汁を捨てて、改めてサラダオイルや調味液に漬けているものもあります。また、生の魚を真空加熱調理して缶詰にするケースもあります。

前者の場合は、生魚よりDHA・EPAの含有量が少なくなりますが、魚をまったく摂取しないよりは缶詰で食べるほうがいいと思います。

また、後者であれば魚の油の損失や魚油の大敵である酸化を抑えられています。生魚を調理するよりもDHA・EPAの含有量が多い場合もあります。

いずれにしても缶詰を購入する際に缶に記されているDHA・EPAの含有量をチェックしてください。また、缶詰は漬け汁のなかに多くのDHA・EPAが含まれているので、汁ごと摂るようにしましょう。

その他、缶詰を選ぶ際には、カロリー過多にならないようにオイル漬けより水煮を、カルシウムを摂取するために骨が除かれていないものを選びましょう。

9. 足りない分はサプリメントで補う

また、食事で魚介を摂れないときは、サプリメントで補うのもいいでしょう。その際は、DHAとEPA両方が含まれているものを飲用してください。

第3章でもサプリメントの長所・短所を紹介しますが、サプリメントのいい点は摂取が手軽なこと。ただし、市販されているサプリメントは玉石混交です。安全なものを選ぶためにも、ホームページなどで情報を開示しているか、商品を検査に出しているかなどをチェックしてみるといいと思います。

ところで、良質なDHA・EPAを摂取するために「刺身がいい」「天然のものを」とここまで紹介してきましたが、魚介類には心配材料もあります。

それは海の汚染。1970年代に注目された重金属や水銀、PCBなどの微粒子の汚染物質は、軽減していますが、皆無なわけではありません。今でも妊婦へのマグロやキンメダイの摂取には厚生労働省から注意喚起されています。

最近では海に浮遊するマイクロプラスチック、海洋プラスチック汚染問題があります。2019年大阪G20サミット前の議題の一つになったほどです。2015年、東京湾の埠頭で釣ったカタクチイワシを調べたところ、8割の消化管の中から、様々なプラスチック片が検出されたと研究者の報告があるほど身近な問題になりつつあります。

そうした点でも、魚よりサプリメントのほうが安全という面もあります。あまり神経質になり過ぎるのも、私の意図するところではありませんが、特に体調がすぐれない方などは、DHA・EPAをサプリメントで摂取するのも一考です。

［第3章］

毎日魚を食べるのは難しい……
サプリメントで摂る
「DHA」「EPA」のメリット・デメリット

サプリメントは本当に効く？

第2章の終わりで、「DHA・EPAを摂取するためにサプリメントも効果的」と書きました。魚が苦手な人や魚を食べる機会が少ない人、魚の安全性に不安・疑問を持っている人などは、不足している分を適宜サプリメントで補うといいと思います。

しかし、「DHA」「EPA」のサプリメントを摂取したものの、思ったほどの効果が得られないという声も聞きます。

サプリメントなどの健康食品は、医薬品と違って、どの病気やどの症状に効くかを明記することはできません。反面あくまでも「食品」ですから、特段の届け出や認可も一切不要、誰でもどこでも製造や販売を始めることは可能です。

そうした観点から考えると、なかには粗悪品が交じっている危険性もあります。

実際、製品についての検査は任意なので、有名メーカーでも最終製品を外部の検査機関に依頼しているところは多くないのかもしれません。その調査結果、含有成分調査や有害物質検査を公開しているような企業をみつけることは難しいですから。

私は原料メーカーの規格書と安全情報を確認し、医薬品製造許可取得されるような衛生的な環境で製造されるのは健康食品・サプリメントの最低限の条件と考えます。通常、医薬品製造受託企業に依頼している場合、製造毎に製品試験成績書といった食品衛生検査指針に基づく一般生菌数や大腸菌数の有無は毎回提出されているのです。

購入する商品の安全性の判断については、消費者に委ねられている部分も大きいので、最終製品の分析データを一度でも掲載しているような会社は良心的と考えていただいて差し支えないと思います。ぜひホームページなどで外部機関による検査データを閲覧できるかどうかをチェックするといいと思います。

とはいえ、「サプリメントの効果が得られない」という場合、粗悪品を摂取して効果がないというケースよりも、結果を早く求めすぎて、効果が得られないと感じるケースが多いのではないかと思います。

サプリメントなどの食品は即効性があるものは少なく、持続するなかでだんだんとその効用が発揮されるタイプのものが多いのです。

これは、魚などにもいえること。魚を食べれば痛みが消えると聞いたのに、消えない！

と嘆く方もいますが、食品も持続摂取をして初めて、その効果が実感できると思います。

もちろん、「DHA」「EPA」に関していえば、その含有量により効果に違いは出てくると思います。摂取する際は、良質な素材を使用した「DHA」「EPA」サプリメントを選ぶようにしてください。

このように考えていくと、サプリメントも良質なものを摂取すれば、魚と同じ「DHA」「EPA」摂取の効果を効率的に得られるといえます。

また、サプリメントを摂取することで、脂の摂りすぎを心配なさる方もいらっしゃいますが、使用量を守っていれば、まったく問題はありません。

摂取する時間帯についても、食品ですから気づいたタイミングでいいでしょう。ただし、病気の治療をしている場合は主治医に相談をするようにしてください。

「DHA」「EPA」サプリの良い点・悪い点

サプリメントで「DHA」「EPA」を摂取することも、炎症を抑える助けになることは前述しましたが、まだサプリメントに懐疑的な考えの方もいると思います。

安心してサプリメントを使用できるように、ここでは、サプリメントの長所と短所を改めて考えてみたいと思います。

まず、【短所】から。

①即効性がない

服用してすぐに痛みが消えたと実感できれば続ける励みにもなりますが、効果を感じるまでには時間がかかります。効果があるのかないのか分からないのがサプリメントの最大の欠点。

しかし、即効性がないことは魚などの食品でも同じです。サプリメントも食品ですから、魚と同様に考えてください。

②服用を忘れてしまう

たとえば毎日、魚を食べるとしたら、おいしさゆえに食べることを忘れることはないでしょう。しかし、サプリメントは味気ないゆえに摂取を忘れてしまいます。

ＤＨＡ、ＥＰＡを摂取して、炎症を食い止めるには、魚にせよ、サプリにせよ、摂取することを習慣化しなければいけないのです。その点で、魚に比べてサプリメントは分が悪いといえそうです。

③値段が高い

肉に比べて魚も割高ですが、それにも増してサプリメントは高価に感じます。栄養素で換算すれば、決して高いものではありませんが、食品で摂取できるものをわざわざ買うという意味合いも含めて、値段が高く感じるのでしょう。

一方、【長所】についても考えてみましょう。

①1日の必要量を無駄なく摂取できる

たとえば「今日はお肉をいっぱい食べた」「ＤＨＡやＥＰＡを気にせずに好きなものだけをたくさん食べた」という日でも、サプリメントで栄養をバランス良く補うことができます。

普通の食事ではオメガ6系脂肪酸が過多になり炎症を促進しやすいところを、サプリメントでオメガ3系脂肪酸（DHA・EPA）を手軽に補給できれば、炎症を抑えることもできて便利です。

オメガ3系脂肪酸の摂取量を計算しやすいことも長所です。

②気軽に摂取できる

毎日、料理をするのは難しい、という場合でも気軽に摂取できるのがサプリメントです。

また、短所に挙げたように〝味気ない〟ですが、一旦慣れてしまえば飽きることなく続けることができるメリットになります。

③安全性が確認できていれば、魚などの食品より安心

前述した通り、海の汚染が気になる魚。安全性が確認できているサプリメントなら、汚染物質を気にせずに摂取することができます。

以上、サプリメントの長所と短所を並べてみました。

長所はもちろん、短所も理解したうえで、足りない分を上手にサプリメントで補うことも一考です。

安全なサプリメントの選び方

サプリメントを安全に摂取するためには、どの商品を選ぶかが大切になってきます。残念ながらサプリメントは玉石混交。いい商品もあれば、逆もあります。

●安全なサプリメントを選ぶためのポイント3点＋α

①原料はどこで（どの海で）取れたものか

サプリメントの原料はどこで取れたものか明らかになっているものがよいでしょう。何も表示がされていないものは推して知るべし、です。例えばフィッシュオイルでいえば日本近海と書いてあれば、日本のどの海域で取れたかをお尋ねになるのもよいと思います。明確にお答えできる商品であれば一定の信用ができるのではないでしょうか。

②原料は持続可能なものか

原料が永続的に摂取できるか否かは見落としがちですが、実はサプリメントを選ぶ際の重要なポイントになります。なぜなら、せっかく効果を感じるサプリであっても、原料が取れなくなる可能性があっては、サプリメント自体が生産できなくなる危険性があるからです。その点、持続可能な原料を使用していれば、心配はありません。

③最終製品として外部機関の検査を受けているか

原料メーカーは原料について「原料規格書」として有効成分含有量や細菌類の有無等について、いわゆる「原料の保証書」のようなペーパーを発行します。製造メーカーも同じく「製品規格書」といった規格書を発行します。

大抵のサプリ販売会社はこの規格書のデータを元に商品に添えているだけです。

実際はこの主原料以外にもその他の原材料を使用していますし、原料の運送途中や製造工程での問題がゼロ、皆無であるとはいいきれません。

その点、最終製品を外部機関の検査を受けている商品は安心です。

抜き打ちで最終製品を第三者機関に提出することで、製品の実際の成分含有量や知りたい有害物質の有無を確認することができます。また原料メーカーや製薬工場への良い緊張感を生むこともできるからです。それ以前の話になりますが、原料規格書のデータ単位を読み間違えたまま、ウェブサイトに掲げているような会社も実際にあるほどです。

【おまけ】価格や成分含有量について

同じ原料や成分が入っているサプリメントでも価格は安いものから高価なものまでありますが、安いものは安いなりの、高いものは高いなりの理由があります。

同じ作物でも丹精込めて無農薬栽培した原料と、海外産で農薬使用状況や保存状態が国内とは異なる環境の場合とでは価格差が何倍にもなってきます。しかし、どちらも原料表示は同じ表示でしかありません。

口に入れるものである以上、極端に安いものは避けたほうが賢明でしょう。

成分含有量が適量含まれていることも大切なポイントです。

『話題の（成分名）含有！　人気製品！』と宣伝している製品にその話題成分は含有こ

そすれ、成分表を覗くと極々微量でとてもその健康効果を期待できる量が含まれていないといった事例はよく見られます。同時に何十種類もの原材料を使用しているような製品も、相乗効果というよりそれぞれの含有量が少な過ぎて、どうかな？　と思うこともあります。

その反対「○○○mg含有！」と含有量が多いことをセールスポイントとして掲げている製品は、その原料が前項のとおり「安全・安心」な由来原料であるか「吸収されやすい」ものか、この点はよく見極めていただきたいポイントです。

この3点のポイント＋αを必ずチェックしてください。安全なサプリメントを選べれば、安心して摂取することができます。

「DHA」「EPA」を効率よく摂れる次世代型オメガ3系脂肪酸とは？

ここまでサプリメントについて考えてきましたが、いま、「DHA」「EPA」の抗炎症作用を余すことなく摂取できると世界的に評判になっているのが、次世代型オメガ3系脂肪酸の『クリルオイル』です。

聞き覚えのない方も多いかもしれません。

クリルオイルの「クリル」は「オキアミ」の英語名。

釣りをする方ならご存知でしょう。まき餌に使われるオキアミが、クリルオイルの原料です。「え？　あの臭いエビ？」と思われるかもしれません。確かに釣りのまき餌に使われるオキアミの独特な塩辛にも似た臭いは、とても口に入れる気になれません。まき餌に使用されるオキアミはすでに傷んでいる状態ですが、サプリメントに使われるオキアミは、生きたまま新鮮な状態で加工されたもの。釣りの餌のような臭みはないので安心してください。

オキアミには平均5％程度の脂質が含まれ、「DHA」「EPA」が非常に豊富です。原料となるのは「南極オキアミ」が主ですが、最近は日本産オキアミを原料にしたクリルオイルも流通されています。

全種類で80種以上が認められるオキアミですが、主にクリルオイルの成分になるものは、南極オキアミ種。ご存知のように、南極海は世界で最も美しい水質といわれています。そのピュアな海で育った南極オキアミは、品質の高さで注目されています。

彼らの餌は植物プランクトン。

オキアミは、体内の特殊なフィルター構造を通して、海水が通過する際に、海藻などの植物プランクトンを6本の前足と内側の硬い毛で海水から収集して、口に入れます。このオキアミの餌になる植物プランクトンが、オメガ3系脂肪酸、抗酸化物質、タンパク質、ビタミン、ミネラルや微量元素など、豊富な栄養素を含んでいるのです。

インターネットで「南極オキアミの群れ」をチェックしていただけると分かるのですが、オキアミは海面の表層300メートル以浅を巨大な群れで群遊し、群れの長さが6キロメートルに及ぶこともあります。総量10数億トン、1立方メートルあたり、最大百万匹の個体密度にまで達するといいますから、驚きです。その様子は、宇宙空間からも見えるそうです。

魚介類に限らず食べ物は、食物連鎖の上位にいくほど、汚染されてしまいます。汚染されたものを食べた生き物は汚染されてしまいます。そして、それを食べた動物は体内の汚染率を高めてしまう……、食物連鎖の上位の食べ物は生存過程で汚染物質を体内に入れる危険性が高まってしまうのです。

その点、南極オキアミは食物連鎖の中でも低位に当たり、非常にピュアな環境で生息しています。何しろ、世界で有数の美しい海に生存しているのですから、南極オキアミが汚染とは無縁なことは至極当たり前のことです。

前述した「安全なサプリメントの選び方」の「原料はどこで（どの海で）採れたものか」というチェック項目については、クリルオイルは汚染のない南極海で取れているという点で非常に安心できるものです。

さて、南極オキアミが大量に生存するピュアな生物ということは、理解していただけたと思いますが、その持続可能な捕獲量は計算されているのでしょうか。

その答えはＹＥＳ、南極オキアミは持続可能な捕獲量が約束された生物です。

南極圏全域に大量に生息するオキアミとはいえ、捕獲が許されているのはグレアムランド周辺の〝エリア48〟と呼ばれる海域のみ。詳しくいうと、南極の南部半島からサウスジョージアにわたる南極大西洋、ウェッデル海とアムンゼン海の一部になります。この海域は、オキアミの捕獲にとって重要なエリアですが、南極オキアミの持続可能な捕獲を目指すために、流氷の時期だけの捕獲を許されています。

現在、南極海全体のオキアミの生存数は、125〜725百万トンと推定されています。パッと聞くと、多いことは分かりますが、どのくらいの量なのかをイメージできません。たとえば、人間の総生物量はおよそ2.5百万トン。それと比べると、オキアミの莫大な生存量が分かると思います。

うち、前述した〝エリア48〟における南極オキアミの産卵数は60百万トン以上と推定されています。そんなに大量に生息しているのなら、いくら捕獲しても大丈夫ではないかと思われるかもしれません。しかし、そうもいかないのです。

南極オキアミは、人間が捕獲する以外にも、このエリアに生息するクジラ、アザラシ、ペンギン、イカ、魚、アホウドリなどが餌にするわけですが、世界最多個体数を数えるカニクイアザラシは毎年、実に63百万トンの南極オキアミを消費するのです。

さらには、カニクイアザラシ含め全種のアザラシのオキアミ消費量は63〜130百万トン、全種のクジラが34〜43百万トン、イカが30〜100百万トンと、さまざまな生物の餌となり、これら生物の毎年のオキアミ消費量は、合計で152〜313百万トンにまで達します。

単純に考えて、南極海に生存するオキアミの約半分をこのエリアの生き物たちが餌としているのです。そうなってくると、前述した「南極オキアミの持続可能な捕獲を目指すために」漁の時期を流氷の時期だけに定めている理由も分かります。

実際、南極海に生存する生き物たちの餌量に比べて、人間のオキアミ捕獲量はおよそ20万トン。この数字は、生き物たちによって食される量と比べると、わずか0.06％～0.13％にしか過ぎません。

そもそも、南極〝エリア48〟において、現在、持続可能と考えられている年間捕獲割合量は総生物量の9％。しかし、〝エリア48〟が非常に貴重な漁場という観点を踏まえた多数の専門家からのアドバイスによって、当該エリア内に生息する推定総生物量の1％という本来許されている量よりもかなり低い独自のガイドラインが作られました。実際には、そのパーセンテージも下回る漁獲高になります。

生存するものを必要以上に捕獲しようという資本主義的な考え方が主流のなか、このように節度ある捕獲計画は、非常に知的に感じます。

これなら、自然界の法則を邪魔せずに、自然の恵みを少しおすそ分けしていただく、という量です。

また、オキアミは極めて高い増殖率を保っている魚で、メスのオキアミを例に取ると、一度に6000から1万個もの卵を産卵できます。

これらのオキアミの生存データは、毎年厳密に検証され、オキアミの持続可能な捕獲を守っています。

また、南極海のオキアミ漁は、CCAMLR（南極の海洋生物資源の保存に関する委員会）の厳しい承認プロセスに基づいて厳選された漁業者のみが漁をすることが許されています。

CCAMLRの条約を守るために一定の監視体制も整えられ、漁業会社は、日々の漁獲高などのデータを取り、検証した結果を元に、複数の漁業企業とともに、オキアミ漁が続いているのです。

前述した「安全なサプリメントの選び方」の「原料は持続可能なものか」というチェック項目についても、クリルオイルは世界中の専門家の熟慮において、今後もクリアしていくと考えられます。

次世代型オメガ3系脂肪酸の4つのメリット

①魚油と比して10倍の効率である

欧米ではオメガ3系脂肪酸系サプリメントのなかでも、クリルオイルが非常にポピュラーです。

その理由は、クリルオイルが『次世代型オメガ3系脂肪酸』と称されているからです。

なぜ、クリルオイルは「次世代型」オメガ3系脂肪酸なのでしょうか。

その理由はいくつかありますが、第一に、クリルオイルの原料となるオキアミがエネルギー効率の点で非常に優れていることが挙げられます。図表18を見てください。

オキアミは生態学的な価値連鎖を表す生態ピラミッドのなかで、非常に低位に属します。生態ピラミッドは食物連鎖を表す図でもあるのですが、底位レベルの生物から上位の生物へと移動するなかで、エネルギーはどんどん失われていきます。

最も低層部に属しているオキアミから魚に移動した際には、エネルギーの80～90％は失われてしまうといわれます。

［図表 18］生態ピラミッド

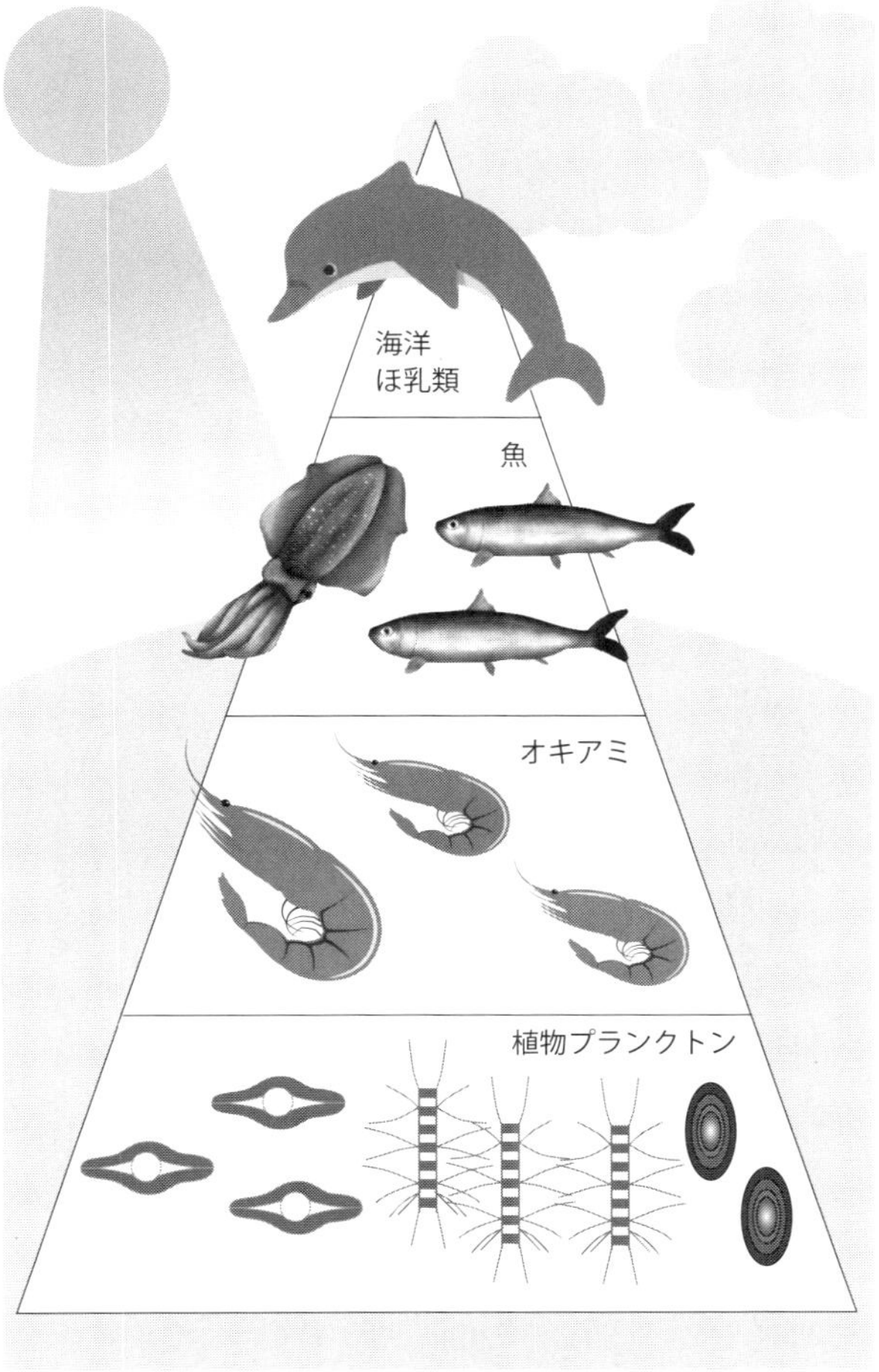

カナダ・ノバスコティア州のダルハウジー大学の研究によれば、「オキアミが魚に捕食される場合、オキアミからは90％がエネルギー源として燃焼され、わずか10％のオメガ3系脂肪酸のみが魚に貯蔵される」ことが分かったそうです。

つまり、魚とオキアミで同等のオメガ3系脂肪酸を摂取するためには、オキアミよりも10倍の魚を摂取しなければいけないという計算になります。

オキアミ由来のクリルオイルには、それだけ効率の良いオメガ3系脂肪酸が含まれているということです。

②体内に取り込みやすい〝リン脂質結合型〟であること

クリルオイルが次世代型と称される最大の理由は、「リン脂質結合型オメガ3系脂肪酸」であることです。

脂肪酸の大部分は〝トリグリセリド型〟（中性脂肪）で存在しています。

トリグリセリドは、高度な疎水性を持ち、決して水には溶けません。

いわゆる水と油の関係です。

ゆえに、トリグリセリド型脂肪酸を摂取した場合、消化管の中で胆汁酸やリパーゼ（脂肪分解酵素）の働きによって、分解されて、その後ようやく身体に吸収される流れになります。油が胃腸にもたれる感じといえばわかりやすいでしょうか。

対してクリルオイルには、トリグリセリド型のもののほかに〝リン脂質〟に結合しているものが多く含まれています。

リン脂質は2つの要素を持ち、ひとつはトリグリセリドと同様の疎水性、もうひとつは親水性（水に溶ける性質）を持っているのです。

それにより、クリルオイルは、リン脂質自体が乳化剤となり混ざり合って、油でありながら水と分離せずに、体内の吸収率を高くします。

つまり、クリルオイルは、DHAやEPAの体内吸収率が非常に高いということです。

ちなみにクリルオイル同様にDHA・EPAが豊富と言われる魚油（フィッシュオイル）は、トリグリセリド型ゆえ、水には溶けません。

魚油サプリメントを使用する際に「体にいいと分かっていても、後味が悪くて（臭くて）もたれ気味なので敬遠する」という声を聞くことがあります。

トリグリセリド型の魚油は、口の中に入れたあと、胃の中で混合されずに胃液面を浮遊します。これは、水と油が分離してしまうことによります。

その際に魚臭い後味やゲップが生じるのですが、リン脂質結合型オメガ3系脂肪酸のクリルオイルは、すぐに胃液と混合され、生臭い後味の発生を抑制します。それがまさに、クリルオイルが水に溶けている証明でもあります。

また、その吸収力の高さがクリルオイルの魅力ですが、リン脂質結合型（クリルオイル）とトリグリセリド型（魚油）と比較した多くの研究では、DHA・EPAの取り込みがリン脂質型のほうがすぐれていることが分かっています。

ラットを使った実験でのリン脂質結合型とトリグリセリド型の体内吸収の違いを見てみると、年齢の高いラットでは、「脳」「肝臓」「腎臓」において、リン脂質結合型のほうが2倍以上多くのDHAを吸収していることが分かったといいます（図表19参照）。

具体的には、クリルオイルと魚油を比べると、「心臓」では、組織内へのEPAの取り込みが96％、DHAの取り込みが42％と、それぞれ、クリルオイルのほうが高かったと報告されています。

[図表 19] DHA 結合分子種により組織移行性

リン脂質型DHAは、トリグリセリド型DHAよりも組織分布量が多い。

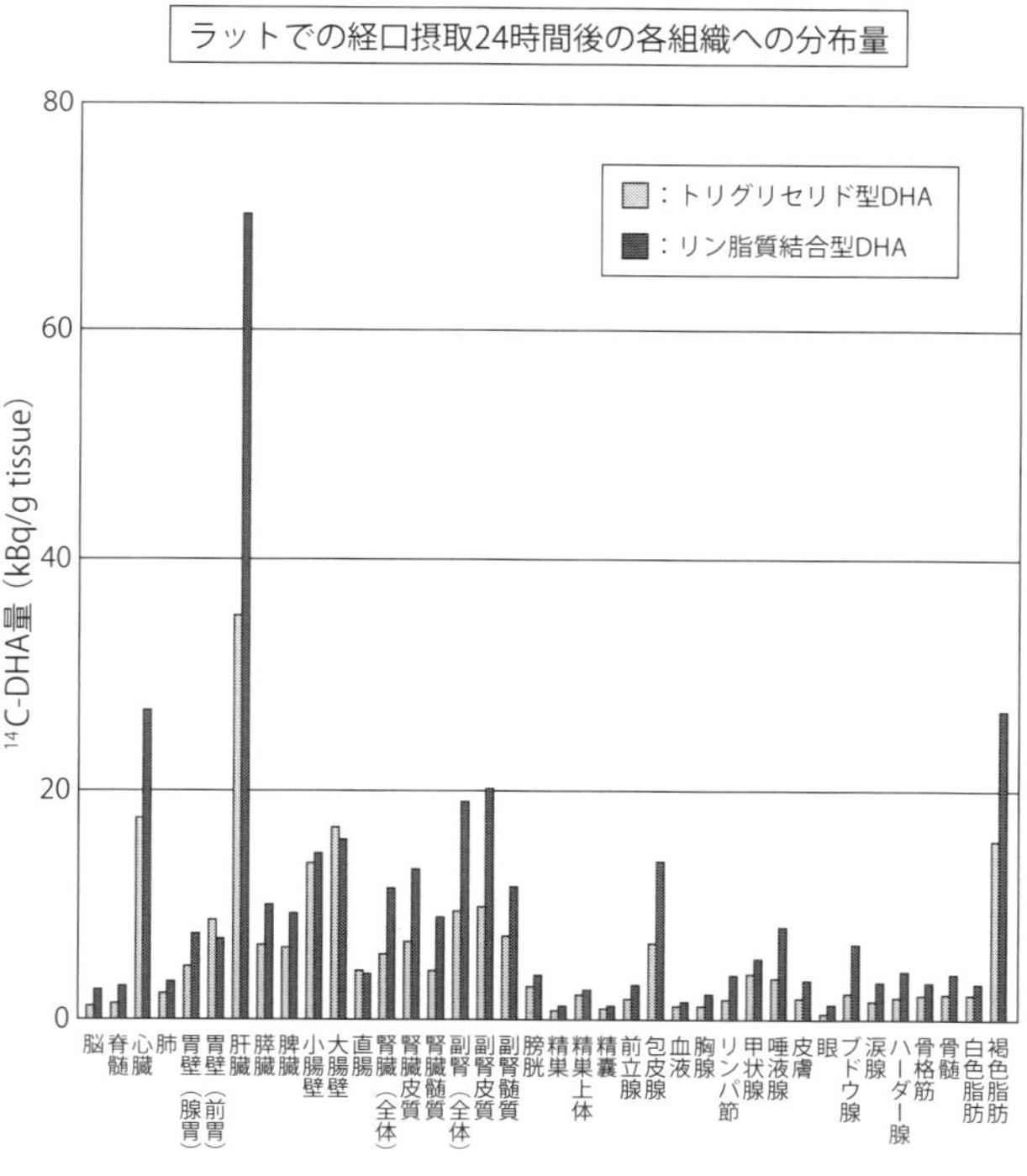

出典：Graf BA, et al., Age dependent incorporation of ^{14}C-DHA into rat brain and body tissues after dosing various ^{14}C-DHA-esters. *Prostaglandins, Leukotrienes and Essential Fatty Acids, 2010, 83(2), 89-96.*

また、「肝臓」では組織内へのEPAの取り込みが47%、DHAの取り込みが13%それぞれ、クリルオイルのほうが高く、「脳」でも14の脳領域のうち11の領域でDHAの摂取が高かったと報告されています。

DHA・EPAの効用は第2章でお話しましたが、「心臓」「肝臓」「脳」同様に、「抗炎症効果」についても期待できるリン脂質結合型オメガ3系脂肪酸がクリルオイルなのです。

③リン脂質の効果もプラス

クリルオイルのおよそ半分を占めているリン脂質(レシチン)も、私たちの健康に役立つ成分のひとつとして知られています。

リン脂質としてよく知られているのは、オメガ6系脂肪酸の大豆レシチンですが、その効果としては、動脈硬化や脂肪肝、高脂血症や眼病などの予防のほか、認知症やストレス対策にも有効とされています。

また、大豆レシチンは肝機能改善と脂質低下を適応として医薬品にもなっています。

一方、クリルオイルに含まれるリン脂質(レシチン)には「DHA」「EPA」が結合していて、クリルオイルを摂ると、それらの吸収を促すとともに、リン脂質の効用も受けられます。

ちなみに、「DHA」「EPA」の豊富な魚油と大豆レシチンを一緒に取れば、体の中にはクリルオイルと同様の成分が入って、理屈からいえば同じ効果が得られることになります。

もちろんそれも有効ですが、クリルオイルを摂ると、そのすべてを一緒に摂れるだけでなく、「DHA」「EPA」がリン脂質と結合しているために、オメガ3系脂肪酸の吸収効率が良くなります。

④アスタキサンチンの効用

クリルオイルには、オキアミをはじめ、サーモンやフラミンゴなどに赤い色を与える赤色カロテノイドのアスタキサンチンが含まれています。

アスタキサンチンは、ニンジンなどに含まれるベータカロテンと同じカロテノイドの一種で、体内の老化を促す活性酸素を消去する働き「抗酸化作用」があります。

アンチエイジングをはじめ、疲労回復や眼精疲労の改善などに非常に有効です。

また、高用量を摂取した場合には善玉コレステロールを増加させ、トリグリセリドのレベルを低下させることから、心血管の健康に有益である可能性も示唆されています。

ただし、アスタキサンチンの健康効果を得るためには1日6mgの摂取が必要で、クリルオイル含有分だけでその量をクリアするのは困難です。

クリルオイルにとって、このアスタキサンチンが有効な理由は、第2章でもお話しした通り、酸化に非常に弱いDHA・EPAですが、アスタキサンチンの抗酸化作用が酸化を防いでくれるのです。

魚油サプリメントの多くは、DHA・EPAの酸化防止のために添加物を加えています。ビタミンEなどが主な例です。

また、アスタキサンチンは抗炎症特性を持つ非常に強力な抗酸化物質でもあります。細胞に損傷を与えたり、加齢による疾患、癌、心臓病のリスクを増大させる可能性のあるフリーラジカルや不安定な分子を中和することができることが知られています。

ごく微量の含有ではありますが、クリルオイルに天然に含まれるアスタキサンチンにも炎症が原因の関節痛にわずかでも効果が期待できるのは嬉しいことです。

以上、「魚油と比して10倍のエネルギー効率がある」「水に溶けるリン脂質結合型である」「リン脂質の効果も得られる」「抗炎症特性を持つアスタキサンチンが含まれる」の4点が、クリルオイルが『次世代型オメガ3系脂肪酸』と称される由来です。

同じオメガ3系脂肪酸を摂るなら、次世代型を摂るほうが有効です。

サプリメント先進国のアメリカで、クリルオイルが人気なのはこうした理由から。

日本ではまだまだクリルオイルの認知度は低いものの、今後、注目されることは必至です。

日本初！ EPA・DHAの抗炎症作用が機能性表示食品に

サプリメントについて考えるこの章の最後に、「機能性表示食品」について、紹介します。

食品における機能性とは、栄養素がいかに健康維持や増進に関わるかを示すもの。

機能性表示食品とは、企業の責任において、科学的根拠に基づいた機能性を表示した食品のことです。安心して効果を期待できる食品といってもいいと思います。

日本では、２０１５年より始まったこの制度ですが、サプリメント先進国のアメリカでは、日本のはるか先を歩んでいます。

私が調べた限りでは、米国のクリルオイルでは次の10項目の機能性表示が確認できました。

是非、参考にしてください。

①Support for Healthy HeartFunction（心機能をサポート）
②Support for Healthy BrainFunction（脳機能をサポート）
③Support for Healthy InflammationContorol（炎症コントロールをサポート）
④Support for FreeRadical Defense（フリーラジカルからの防御をサポート）
⑤Support for Anti-Aging Processes（老化防止プロセスをサポート）
⑥Helps MaintainCholesteroll Levels（コレステロール値の維持を助ける）

⑦Cardiovascular Support（心臓血管系をサポート）
⑧reduce symptoms of pre-menstrualsyndrome（月経前症候群の症状を弱める）
⑨Support JointHealth（関節をサポート）
⑩Supplies choline, important in child brain development, learning and memory.
（子供の脳の発達や学習、記憶において重要なコリンを供給します）

※これらの記述すべてはＦＤＡ（米国食品医薬品局）による評価を受けたものではなく、疾病の診断、処置、治療、又は予防を意図したものではありません。

日本では消費者庁に受理された機能性表示食品の「クリルオイル」については２０１９年より販売が始まったところです。

クリルオイル由来のＥＰＡ・ＤＨＡにより、「靴下を履いたり、脱いだりする際のひざの違和感を軽減する機能がある」とされています。そこには臨床試験のデータが添えられています。

ＥＰＡ・ＤＨＡの抗炎症作用が製品として公的に認められた製品が日本で初めて販売さ

れた、ということでもあります。

サプリメントを選ぶ際には「機能性表示食品」か否かをチェックすることも、「いいサプリ」を選ぶポイントのひとつです。

ここまで「サプリメント」の考察と「次世代型オメガ3系脂肪酸」（クリルオイル）を紹介してきました。

クリルオイルの優れた効用は理解していただけたと思います。次の章では、クリルオイルの抗炎症作用について、エビデンスを元に紹介したいと思います。

コラム

次世代型オメガ3系脂肪酸のヒミツ

①南極オキアミとは?

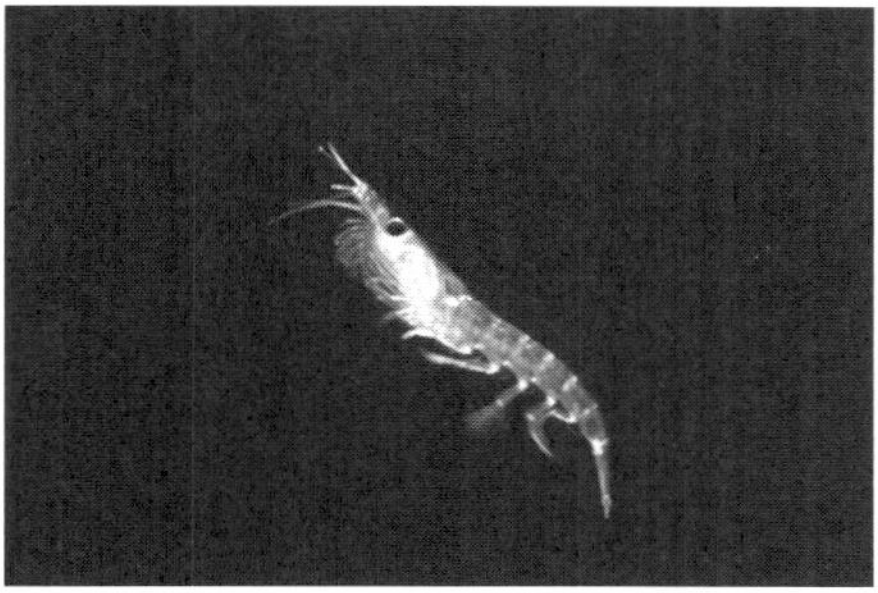

名古屋港水族館の南極オキアミ（著者撮影）

オキアミは、世界中の海で目にすることができる小型の甲殻類で、エビやカニ、ロブスターなどと同じ科に属します。

クジラ、アザラシ、鳥、魚など、南極の海に生息する動物たちの主食のひとつですが、2つの触覚と数千個の受光体から成る黒い大きな複眼を持ち、赤味を帯びた外殻が特徴で、定期的に殻を破棄して新しい殻を形成しながら成長します。

見た目はエビに似ているのですが、ハサミはなく、エビと違って外エラと非常に活性化した消化酵素を有しています。

写真は、常時、生態展示をしている名古屋港水族館の南極オキアミを私が撮影したものです。

世界で唯一見られる生態展示の南極オキアミ。皆さんにも是非、見ていただきたいです。

②オキアミはどのように捕獲されるのか？

オキアミの伝統的な捕獲方法は、網を投げ、オキアミでいっぱいになった網を船上に引き上げるというものでした。

しかし、この方法では、水上に引き上げられる途中に大量の小型サイズのオキアミが網の中でオキアミ全体の重さに耐えかねて圧死してしまうのです。

さらには、死んだ大量のオキアミは自らが持つ消化酵素によって自分の体を分解させます。その消化酵素が多くのオキアミを分解させ、結果、オキアミ製品の質を低下させてしまうのです。

また、水上まで網を引き揚げられる途中に、アザラシやペンギン、海鳥などがオキアミの巨大な塊に惹きつけられて、網の中に入りこみ、自死すると同時に捕獲したオキアミも圧死してしまうケースも少なくありませんでした。

そうした問題点を解決すべく、オキアミ目当ての別の生き物を回避し、新鮮で生きている状態のままのオキアミを船上に引き上げる技術が開発され、オキアミ漁は画期的に前進しました。現在、オキアミ捕獲網は漁の期間中、水中に入れたままにして、アザラシや鳥などの混獲を防ぐべく特別に設計されたトロール網システムを採用しています。

このシステムにより、オキアミは新鮮な海水とともに生きた状態で船上にくみ上げられるようになりました。

こうした技術革新により、オキアミの酵素分解を防止し、主要な栄養素が維持されながら、捕獲されています。

③新鮮なオキアミから生成されるクリルオイル

船上に引き上げられたオキアミは、体内の栄養素を保持するために船内の加工工場で素早く一次加工処理が施されます。

最初に為されることは、水分除去。

オキアミの体内は85%が水のため、オキアミを圧縮して、水分を除去し、オキアミ粉が生成されます。これにより、オキアミの効能を維持しながら、酸化を防ぐことができるのです。

こうしてできたオキアミ粉は瞬間冷凍され、船内や地上の工場へ輸送されます。クリルオイルは、アルコールによって冷凍オキアミ粉から抽出され、アルコールは抽出後に除去されます。その後、さらにいくつかの行程を経て、クリルオイルが精製されます。

こうしたできたクリルオイルは、クリーンルーム仕様の工場に送られた後、再度、品質検査をはじめとした数多くの検査を通過したあとに、サプリメント製品として市場に出荷されます。

こうした加工工程を鑑みると、クリルオイルがいかに混じり物のない純正のものであるかが分かります。

④世界でも注目されるクリルオイルの開発経緯

クリルオイルが開発された経緯をまとめておきます。

オキアミの研究は1960年代から開始されたといいます。

しかし、オキアミは非常に鮮度が落ちやすい生物だったため、日本では釣りの餌や一部の練り物やかき揚げ、キムチの材料などとして利用される程度でした。

一方、クリルオイルの有用性については、オキアミ漁業が本格的にスタートした1970年代当時から一部の専門家の間で注目されていたようです。

その後、90年代になってオキアミの脂質成分を商業的に抽出・生産する方法が確立され、90年代末にカナダの企業がクリルオイルの製造・販売を世界で初めて開始しました。

その後、ノルウェーなど各国の企業がクリルオイル市場に参入して、現在は市場が非常に活性化しています。

また、世界におけるクリルオイル市場は2008年から右肩上りで伸長しています。

２０１１年実績は世界で８３００万米ドル（１ドル１０８円とするとおよそ89・6億円）、12年実績は推定１億２０００万米ドル（同およそ１２９億円）が見込まれました。

とりわけ米国市場ではわずか5年でおよそ6億米ドル（同およそ６４８億円）もの市場が形成され、現在も年率およそ40％の勢いで成長し続けています。

この米国での大幅な売り上げ伸び率は、大手ホールセラーによるブランド戦略の成功が大きく影響しているものと考えられますが、現在は１００種類近くのクリルオイルが発売され、その購入場所も、ヘルスフードストア、マーケット、インターネットなど多岐にわたります。

また、欧州の市場においても、年々成長を続け、現在は、およそ2・4億米ドル（同およそ259億円）の市場が形成されていると推定されています。

この傾向は２０００年頃より、肉食中心の欧米の人々が、健康のために「ＤＨ

A」「EPA」を摂ることの大切さを知ったことによります。

当初オメガ3系脂肪酸サプリメントの原料は、イワシ油やタラの肝油、サーモン油等の「魚油」でしたが、クリルオイルの登場によって、クリルオイルが最もピュアでその作用に恵まれているという認識が高まったことによるものです。

日本国内でもクリルオイルは注目されはじめ、注目度にあわせて、さまざまな製品が発売されています。

南極オキアミに比べ、体長が半分以下の三陸のイサダ（オキアミ目に属する甲殻類）から抽出した国産オキアミを使った国産クリルオイル原料として市場に登場しました。

欧米ではすでに馴染み深い次世代型のオメガ3系脂肪酸・クリルオイルは、日本でも今後ますます評価が高まると思われます。

⑤クリルオイルはどのように体に吸収されるか

クリルオイルを摂取したあと、クリルオイルに含まれる「DHA」「EPA」がどのように身体の組織で推移するかを調べた動物実験（オメガ3系欠乏マウス使用）のデータがあります。

それによると、クリルオイルに含まれたEPAは、投与後1日目にピークに達し、その後少しずつ減少して1週間でほぼ投与前の量に戻りました。

対してDHAは、次の3パターンが認められました。

①腎臓や肝臓など＝組織中の量がピークに達したあと、ゆるやかに減少する
②赤血球や精巣など＝組織中の量がピークに達したあとも保持し続ける
③脳と網膜など＝組織中の量がピークに達したあとも上昇し続ける

この違いは、組織内がいかにDHAに依存しているかによって生じるものだと推測できます。そう考えると、脳や網膜が非常にDHAを必要としていることが分かります。

［第4章］

関節痛の軽減から脳の老化防止や心筋梗塞の予防まで！効果絶大！「DHA」「EPA」の効能を示すエビデンス

炎症の原因を軽減するDHA・EPA

ここまで読み進めてくださった方は、オメガ3系脂肪酸（DHA・EPA）に炎症を抑える働きがある事実を理解していただけたと思います。

さらには、オメガ3系脂肪酸のなかでも、次世代型と呼ばれるクリルオイルの実力についても、納得していただけたのではないでしょうか。

次世代型オメガ3系脂肪酸の抗炎症作用を紹介する前に、ここで、DHA・EPAの抗炎症作用について改めて復習したいと思います。

そもそも炎症は、体内の急性発作を制御するために起こる症状です。

怪我をして、患部が腫れたり傷んだり、風邪をひいて熱が出たり、臓器に腫瘍ができて周辺が熱を帯びるのも、それらの症状を抑えるために体の中で炎症が起こり、回復に向かうためのプロセスのひとつです。

本書のテーマである関節炎（変形性関節症）も、発症当初はそうしたプロセスのひとつとして炎症が起こっています。

炎症が起こる際、体の中では、プロスタグランジンなどの炎症性代謝物が、体内の抗原、本来体の中にはない侵入者や機能不全を起こした自己組織を撃退しようと活動を始めます。具体的には、プロスタグランジンが、局所での血流増加や血管透過性の亢進、白血球の浸潤増加、さらに痛みを感じさせる（疼痛閾値の低下）等の急性炎症を起こしています。

炎症が始まると、抗原は中和されたり、排除されたりして、体は治癒処理を始めます。通常、炎症は急性状態の場合にのみ、効率的に作用し、特定の必要性にうまく適応して、炎症範囲を減少させていきます。

しかし、場合によっては、そうした危険な状態がなくなっても、炎症反応が収まらないこともあり、その場合を慢性炎症と称します。

本書のテーマ「関節リウマチ」や「変形性関節症」もそのひとつです。

前述したとおり、こうした炎症の原因である炎症性代謝物の材料となるのが、アラキドン酸のオメガ6系脂肪酸、対してそれらを軽減する作用があるのが、ＤＨＡ・ＥＰＡに代表されるオメガ3系脂肪酸です。

50％の関節症の重症度を軽減！

なかでも次世代型と呼ばれるクリルオイルには、ほかの原料由来の魚油に勝る抗炎症作用があるといわれています。

動物実験では、クリルオイルの投与によって変形性関節症の発症が著しく抑制されました。研究者によって、クリルオイルが抗炎症作用のみならず、軟骨侵食、硬膜肥厚を抑制し、その効果は魚油より高いことも指摘されています。

実際、クリルオイルは、およそ50％の関節症の重症度を軽減することが認められています。50％といえば、およそ半数。２人に１人がつらい関節症を軽減しているのです。

さらには、心血管疾患または慢性関節リウマチまたは変形性関節症を有する90名の男性と女性の患者に対して行った臨床実験では、慢性炎症と関節炎の症状に対する対抗性について有益であることも判明しました。

具体的には、90名の被験者を２つのグループに分け、30日間、一方には３００㎎のクリルオイルを、もう一方には偽物のオイルを毎日摂取してもらい、症状の変化を比較しました。

クリルオイル摂取群は、摂取7日目にして、炎症性サイトカインのCRP（C反応性たんぱく質・炎症を診断するための数値）を19・3％減少させ、14日後には合計で29・7％もの減少をみたといいます。さらに、1カ月後には合計で30・9％減少しました。

これはすごい数字です。

また、関節リウマチや変形性関節症による痛みやこわばりの症状も、2週目以降から1カ月後には統計的に有意に改善したと報告されています。

こうした実験の結果は、クリルオイルに著しい抗炎症作用があることを実証しています。

関節痛対抗のエビデンス

前述した研究結果以外にも、クリルオイルの抗炎症作用を表すエビデンスが多数あります。そのなかからいくつかを紹介します。

[図表 20] クリルオイルの慢性炎症および関節炎に対する効果

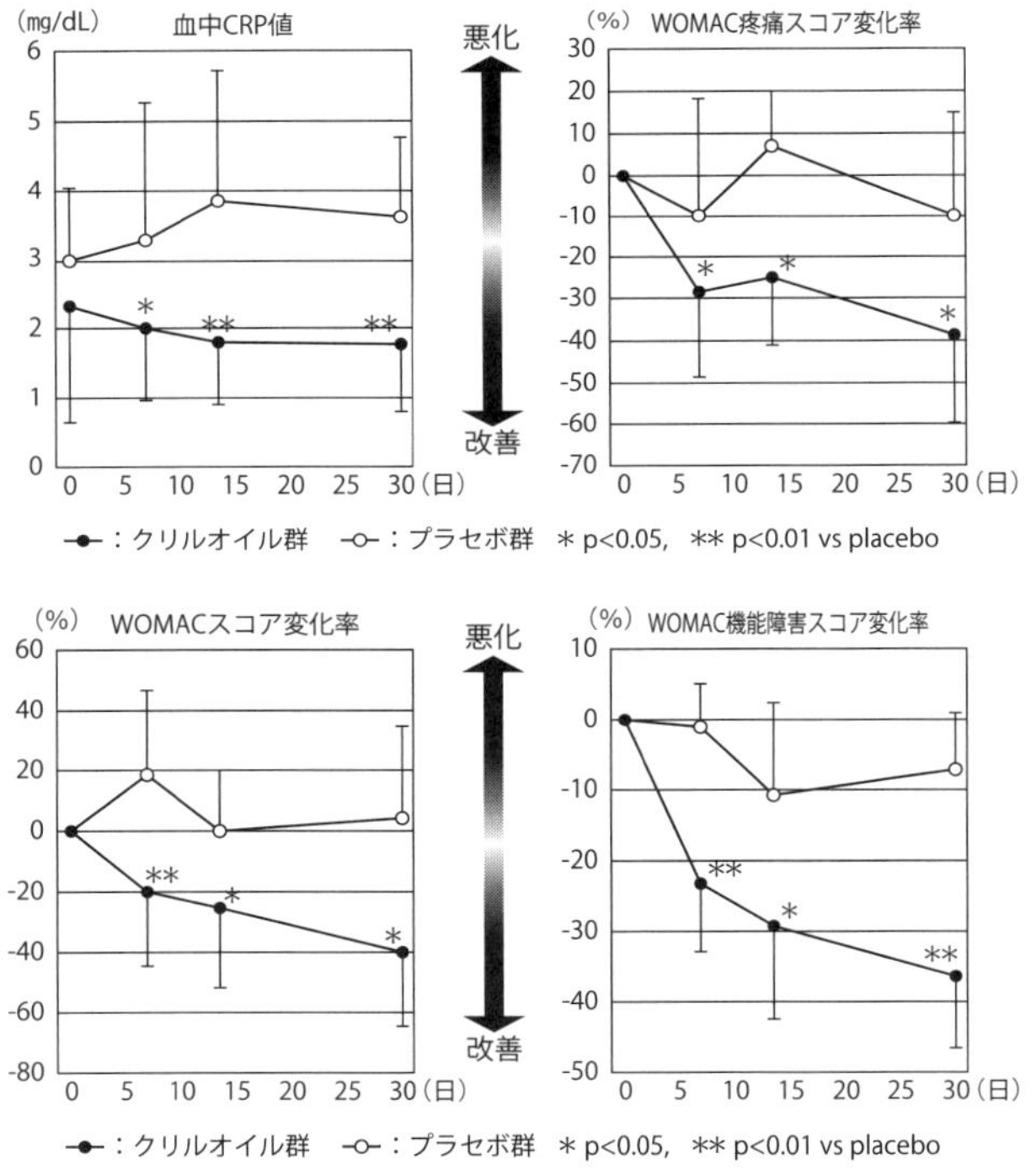

心血管疾患、慢性関節リウマチ、変形性関節症のひとつ以上の疾患を有し、CRP値1.0 mg／dℓ以上の30～75歳の男女87人の被験者を２つのグループに分け、30日間、１日１回朝、一方には300mgのクリルオイルを、もう一方には微結晶セルロースを毎日摂取してもらい、症状の変化を比較した結果。

出典：L.Deutsch, "Evaluation of the effect of Neptune Krill Oil on chronic inflammation and arthritic symptoms", Journal of the American College of Nutrition, 26(1), 39-48, 2007

図表20を見てください。クリルオイルを摂取した群の血中CRP値（炎症の度合いを測る数値）は、順調に低下し続け、WOMAC（Western Ontario and McMaster Universities Osteoarthritis Index の略語）も減少しました。

健康関連QOL（Quality of Life）尺度のひとつで、股関節とひざ関節の変形性関節症を評価する値）についても15日目に一時上がったものの、結果、半分以下に下がりました。

また、WOMACスコアの変化率も30日後には半分に減少し、WOMAC機能障害スコアの変化率も30日後には70％減を記録しています。

この実験結果からは、クリルオイルが明らかに炎症に効果があることが見てとれます。慢性関節リウマチ、変形性関節症の改善が期待できる嬉しい数字です。

［図表 21］クリルオイルの軽度ひざ関節痛の改善効果

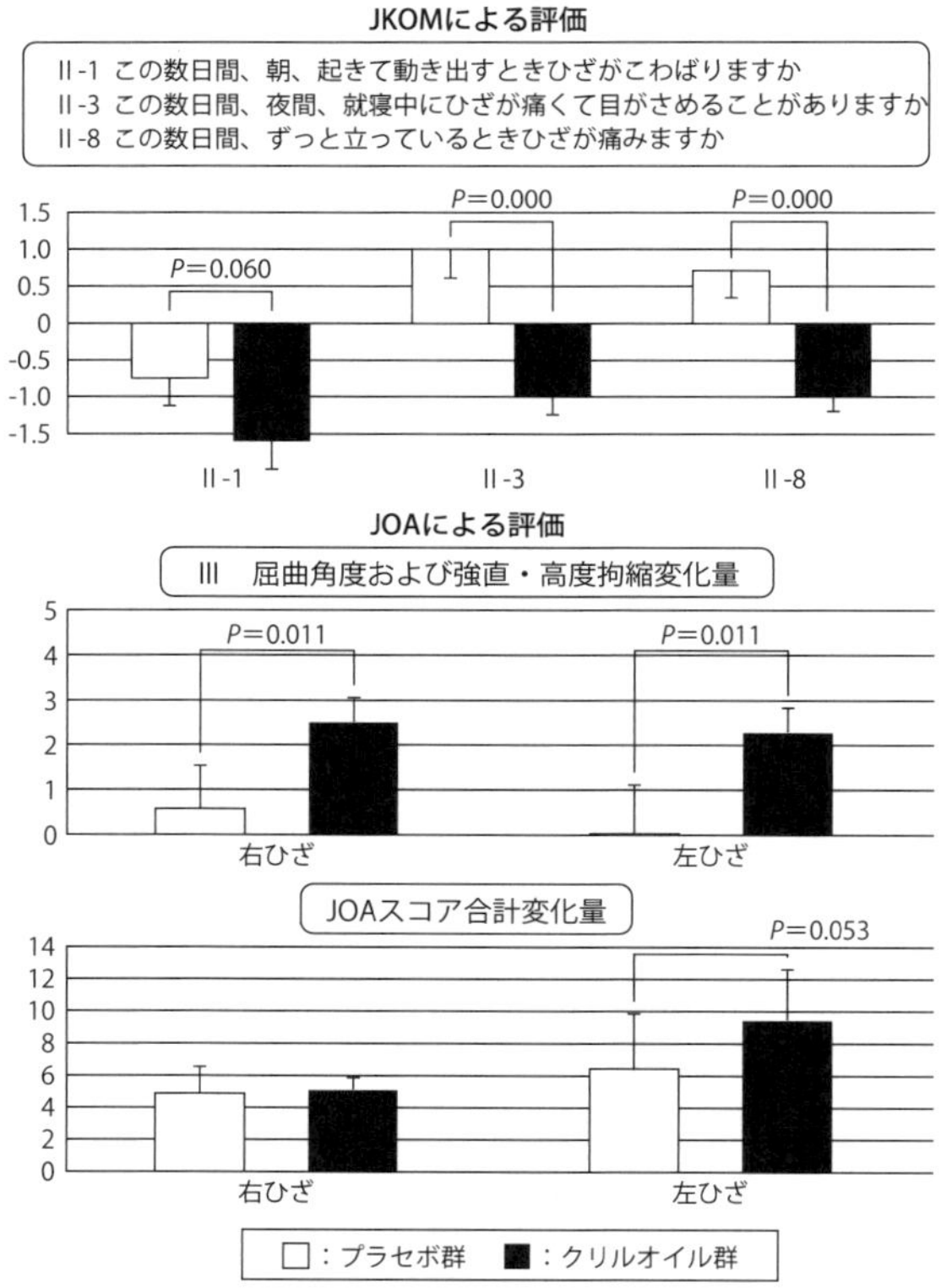

軽度のひざ痛の症状を有する38～85歳の男女47人の被験者を２つのグループに分け、30日間、１日朝夕２回、一方には2000㎎のクリルオイルを、もう一方にはサフラワーオイルを毎日摂取してもらい、症状の変化を比較した結果。

出典：Y.Suzuki, et al., "Krill oil improves mild knee joint pain : a randomized control trial", PLOS ONE, 11(10), e0162769, 2016.

図表21を見てください。

日本整形外科学会、日本運動器リハビリテーション学会、日本臨床整形外科学会により開発された25項目の質問票ＪＫＯＭ（日本人変形性ひざ関節症患者機能評価尺度）と日本整形外科学会が制定した判定基準ＪＯＡ（日本整形外科学会ＯＡひざ治療成績判定基準）を使用した順天堂大学の試験結果です。

「ＪＫＯＭによる評価」「ＪＯＡによる評価」共に、すべての項目に対してクリルオイル摂取群の症状が好転したことが分かりました。これもまた、クリルオイルに高い抗炎症作用が認められる結果です。

[図表 22] クリルオイルのひざ関節痛に対する効果

（1）

クリルオイル500㎎の４週間継続摂取で、摂取前と比較しひざの痛みが有意に改善された。

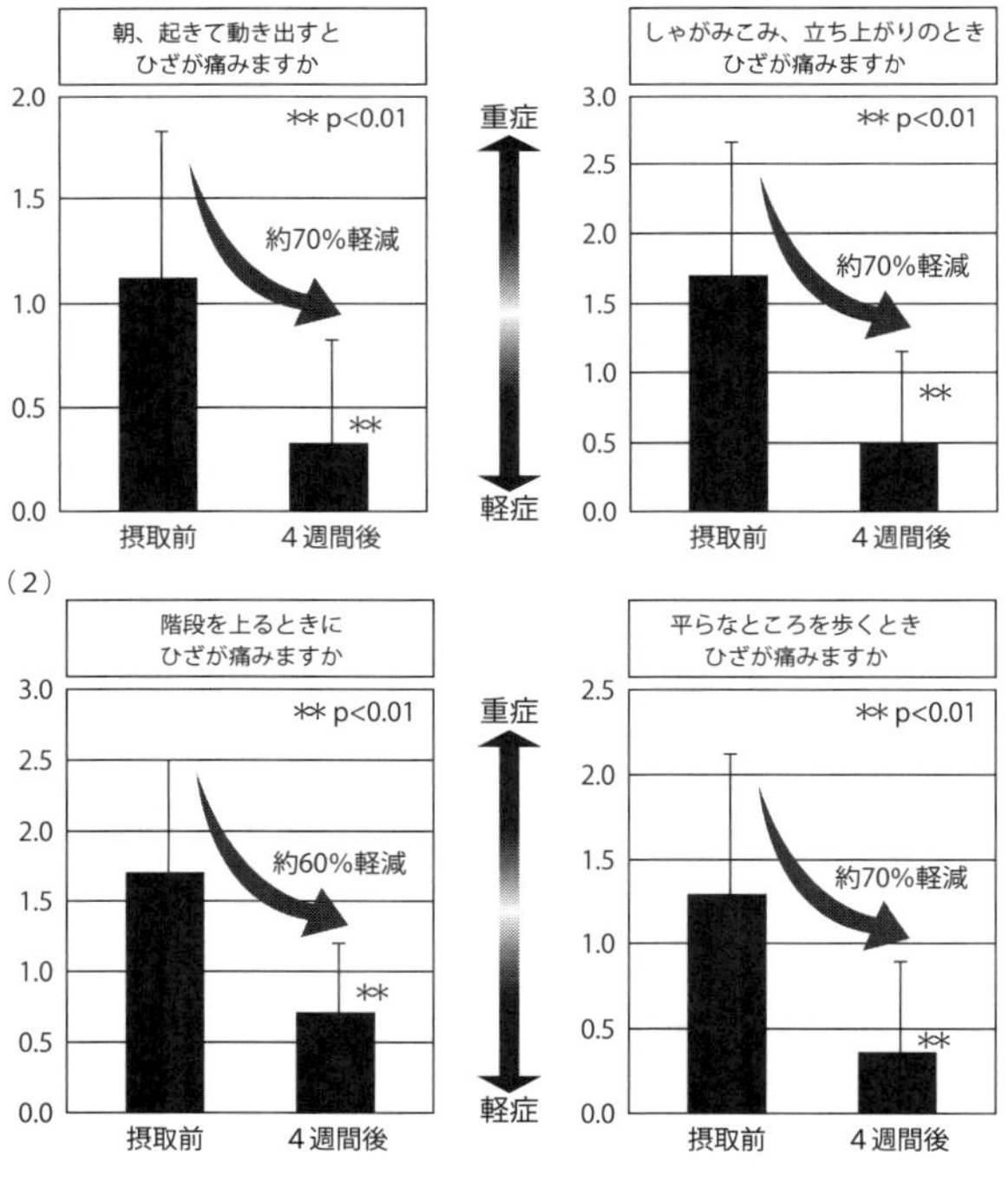

K−Lグレードが０または１（２以上は変形性ひざ関節症）と診断されたひざに痛みを感じる健常な27～74歳の男女80人の被験者を３つのグループに分け、４週間、１日２回朝夕、①クリルオイル１日1000㎎の高用量群、②クリルオイル１日500㎎の低用量群、③サフラワーオイルを毎日摂取してもらい、症状の変化を比較結果。

出典：渡邉ら、「クリルオイルの摂取が膝関節の痛みにかかわるQOLに与える影響―ランダム化プラセボ対照二重盲検並行群間比較試験―」、薬理と治療、45（6）、999-1026（2017）

図表22を見てください。（1）（2）は共に②のクリルオイル1日500mgの低用量摂取を4週間続けた被験者を対象にした結果です。

「朝、起きて動き出すとき、ひざが痛みますか？」「しゃがみこみ、立ち上がりのとき、ひざが痛みますか？」「階段を上るとき、ひざが痛みますか？」「平らなところを歩くときひざが痛みますか？」の4項目すべてに対して、およそ60％〜70％軽減が認められました。

自覚するひざ関節の痛みが明らかに軽減している実験結果に、しつこい痛みを抱える方は勇気をもらうと思います。

炎症疾患の代表、関節リウマチにも有効

関節に痛みを感じる病気として、「変形性関節症」以外には「関節リウマチ」がポピュラーです。

2つの病気における症状のメカニズムは異なりますが、共に炎症疾患です。

カナダの研究者が行った興味深い関節リウマチ患者の臨床実験結果を紹介します。

［図表23］クリルオイルがC反応性たんぱく質に及ぼす影響

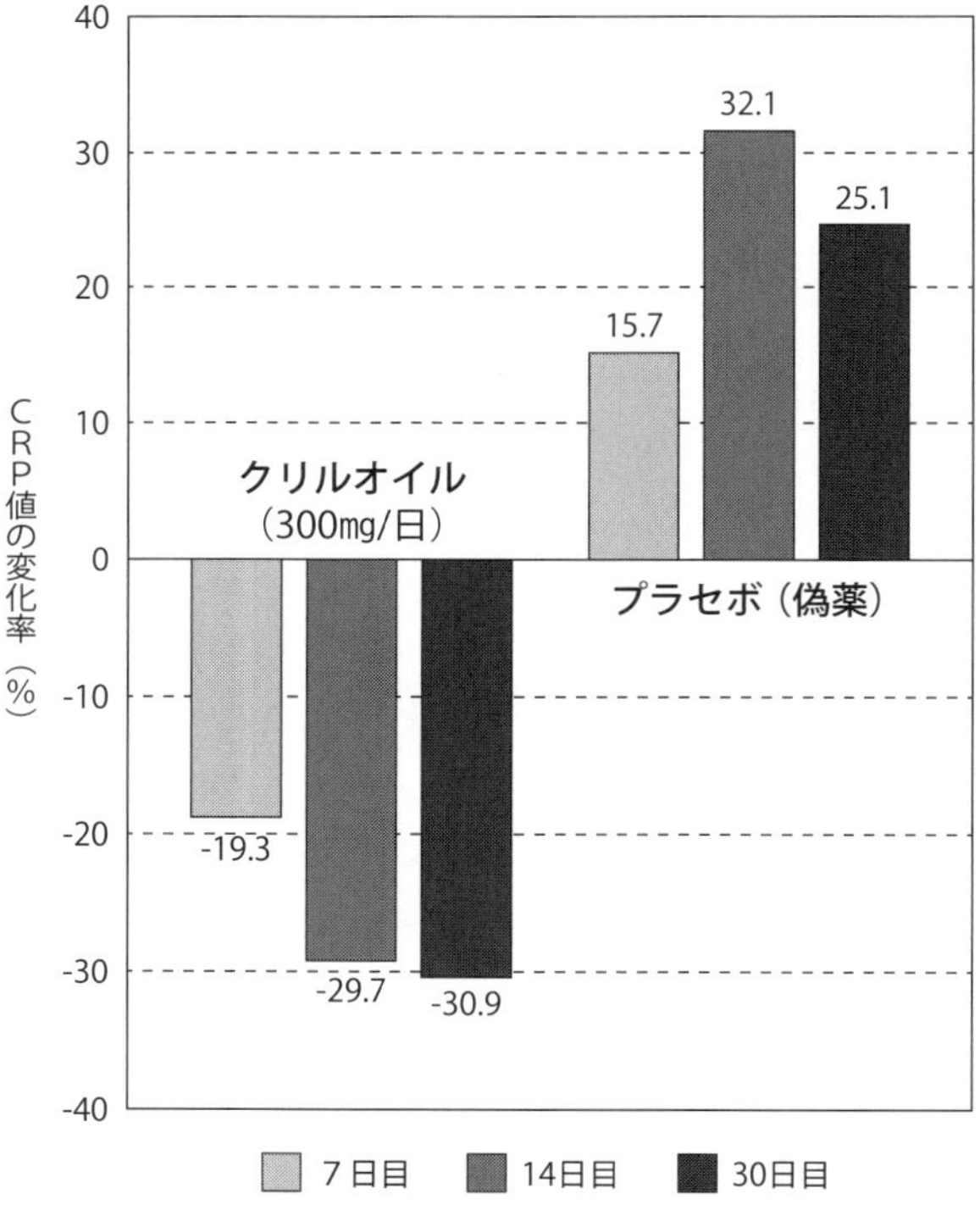

関節リウマチまたは変形性関節症の患者90人を2つのグループに分け、一方にはクリルオイルを1日300ミリグラム、もう一方には偽物のオイルを摂取してもらい、症状の変化を比較した結果。

出典：Journal of the American College of Nutrition, 26(1):39-48(2007)

クリルオイル摂取群は、炎症の指標となるCRP（C反応性タンパク質）の検査値が、1週間目から偽物のオイルを摂取した群よりも有意に低下し、2週目、1カ月後ではさらに顕著な炎症の低下が認められました。

また関節リウマチや変形性関節症による痛み、こわばり、機能障害などの諸症状も、クリルオイル摂取群では2週目、1カ月後共に、統計的に有意に改善したと報告されています。

この試験結果からは、クリルオイルが関節リウマチや変形性関節症の炎症に効果を与えていることが分かります。

「DHA」「EPA」の効用は抗炎症作用だけではない

ここまで、オメガ3系脂肪酸である「DHA」「EPA」の優れた抗炎症効果があるとエビデンスを元に紹介してきましたが、オメガ3系脂肪酸には、それ以外にも多くの効用があります。

例えば「高脂血症改善」や「肝機能改善」、「心筋梗塞の予防」、「生殖機能の回復」、「脳の老化防止」、「認知症予防」などがそれですが、その効果は複数のエビデンスで明らかになっています。さらには肌や髪の健康促進にも効果が認められ、いわゆるアンチエイジングの効果も見られると女性向けの雑誌などでは話題になっています。

このほかにも、効果の大小はありますが、認められている健康上の利点は複数あります。現在進行中の研究も含め、一覧にしてみました。参考にしてください。

心臓病

狭心症・不整脈・動脈細動・アテローム性動脈硬化症・うっ血性不全・高血圧・高コレステロール・高トリグリセリド・心筋梗塞後遺症

中枢神経系

注意欠陥過活動性障害・攻撃性・アルツハイマー病・双極性障害・認知症・うつ病・失読症・てんかん・ハンチントン病・学習障害・記憶／認知・パーキンソン病・統合失調症・脳卒中

代謝障害

糖尿病・脂肪肝・肥満・体重減少／制御

免疫機能

アレルギー・関節炎／関節痛・喘息・背中／首の痛み・慢性気管支炎・嚢胞性線維症・炎症・炎症性腸症候群・紅斑性狼瘡・多発性硬化症・膵炎・歯周病・乾癬

癌

乳がん・悪液質・がん（一般）・子宮頸がん・大腸がん・肺がん・前立腺がん

その他

老化・運動・骨密度・ドライアイ症候群・摂食障害・アトピー性皮膚炎・肺気腫・老年性難聴・幼児の発育・腎臓障害・低出生体重・低代謝・更年期障害・生理痛・骨粗しょう症・妊娠・レイノー病・精子受精率・薬物乱用・突然死・日焼け／やけど・シミ／シワ

一般的な健康の予防や健康への影響を与えることだけでなく、疾患から健康に回復させることも、多数の研究によって報告されています。

最後に、念のため申し上げますが、不具合のある方、ご病気をお持ちの方はご自身で判断されずに、まず信頼のおける医師による診察・診断・処方を必ずお受け下さい。

そのうえで、日々自らができる健康法として、

①程よい運動を続ける
②睡眠をしっかりとる
③他者とのコミュニケーションをとる

そして、

毎日の食事にお魚を加える

ということを心掛けていただければ、筆者として何よりうれしいことです。
最後までお読みいただきありがとうございました。

おわりに

オメガ3系脂肪酸は、「身体にいいオイル」として多くの人に認知されています。

例えば「頭が良くなるＤＨＡ」「血液がサラサラになるＥＰＡ」など、広く知られている効用もあります。しかし、オメガ3系脂肪酸の大きな効用のひとつに「抗炎症作用」があることは、ほとんど知られていません。

かくいう私も、健康に携わる仕事を10年以上続けていましたが、ＤＨＡやＥＰＡに抗炎症作用があることはまったく知りませんでした。「はじめに」でもお話ししたとおり、当時、病院で治療をしてもらった腱鞘炎でしたが、すぐに再発。医者には「回復には手術しかない」とまで言われていました。慌てて生活習慣を改善し、なんとか治まりはしましたが鈍い痛みや違和感は消えずにいました。その後、偶然出会った大学教授に勧められて試してみたのが、本書のテーマでもある「クリルオイル」でした。

何人かでテスト使用をする際のメンバーになり、試飲してみたところ、私の腱鞘炎の永年の痛みは不思議なくらいになくなりました。そもそもこの試飲も「腱鞘炎に効く」ことを知っていたわけではなく、魚油より効率的な原料があるくらいの認識しかありませんでした。そこから、私はクリルオイルのなにが私のしつこい腱鞘炎を回復させたのかを知りたくて、勉強を始めたのです。

書籍やインターネットサイトで情報を得て、学会にも参加して、クリルオイルについて知れば知るほど、多くの効用があり、何よりたくさんの人が悩んでいる関節痛などの炎症を抑える効果があることを知りました。そうして研究を重ね、２０１２年にクリルオイルを製造・販売する会社を立ち上げました。

それから5年——２０１７年12月に1本の電話がありました。

「○○の会社の者ですが、クリルオイルの注文が残っているかどうか確認して下さい」

調べたところ、定期注文にて継続中、直近に一度休止も数か月後に再開のご連絡をいただていた履歴も残っており、２０１４年からほぼ４年に渡ってご愛飲中の方でいらっしゃいました。

偶然電話を替わった私がよくよく伺うと、「院長先生がお亡くなりになったので注文が残っていれば解約を」とのお申し出でした。

ご解約の手続きと心よりのお悔やみを申し上げ、お電話を置かせていただきました。

実はご注文時のことも、私の記憶にとても印象深く残っていました。

それは当時94歳男性それもウェブサイト経由での新規ご注文、というのがその方だったからです。

創業2年程の全く知られていない新しい会社の製品を、それもネット経由で注文されたので『世の中には、好奇心や探求心がつきない大先輩もいるものだ』と感じていたのです(ご想像の通り、ご高齢者のほぼ99%はお電話からのご注文です。本当は1920年と昭和20年（1945年）を勘違いされているのでは、と思っていたほどでしたから)。

今回の訃報により、偶然にも病院の現役の医師・院長だったことも知り、さらに驚きました。90代現役医師の長年のご愛飲に感動を覚え、大変失礼ながらお名前を検索させていただきました。

先生のお名前は　山村秀夫先生。

日本の麻酔学者、東京大学名誉教授。
埼玉県出身。東京帝国大学医学部卒。１９４８年医学博士。東京大学医学部助教授、１９５６年教授となる。１９８０年定年退官、名誉教授、東京専売病院長。１９９０年康済会病院理事長、１９９８年日本救急医療財団理事長。麻酔専門医制度の発足や日本麻酔学会の創設に参加し、１９８２年山村記念賞が設けられた（Wikipediaより引用）。

この数行からもおわかりの通り、医学界のレジェンドのおひとりでいらっしゃった方でした。

このようなお立場の先生が、私の会社のクリルオイルを自ら選び、何年にも渡ってご愛飲いただいていた理由は今となっては知る由もありません。

私のこうした拙い文章、毎月執筆している顧客向け会報をお読み下さっていたと考えると体の芯が熱くなる思いです。

実はこの先生からお亡くなりになる2年前、直筆のメッセージをいただいています（そのメッセージには、投稿の掲載許可ならびに実名掲載の許可をいただいておりましたので今回公表させていただきました）。

毎日クリルオイルを4粒服用しており健康を保っております
副作用は全くありません

もし先生がこの書籍を手にされたら、どんな感想をお持ちになられるか。
あまり想像したくない気もいたします。
ただ先生が、クリルオイルを亡くなるまで飲み続けていただいていたという事実。
それは私の自信になり、この書籍出版につながる勇気になっていることは自覚しております。
山村秀夫先生の医学界に残された輝かしい経歴を仰ぎ、心よりのご冥福をお祈りしております。

さて、医者でも科学者でもない読者の皆さんと同じ場所に立っている私ですが、苦しい慢性的な痛みを経験した人間として、たまたま知ったことをきっかけに勉強をしたDHA・EPAの抗炎症効果を皆さんに伝え、「へぇ、そういう効果もあるんだ」「もっと魚を食べよう」「クリルオイルもいいね」と思っていただければ、それだけで本書を書いた意味があると思っています。

人生は100年時代。ただ長く生きるのではなく、健康で長生きをすることが多くの人の目標でしょう。そのために必要なのは「健康な身体・健康な心」です。イキイキとした健康な人は、いつまでも美しいと、私自身も年を重ねて深く実感します。

痛みを感じない健康な身体と心を維持するための方法はいくつもあります。そのなかのひとつとして、DHAやEPAなどのオメガ3系脂肪酸を意識して摂取することも、関節などの痛みを軽減する助けになると思います。さらには、次世代型オメガ3系脂肪酸であるクリルオイルも皆さんの健康の要になるに違いありません。

本書をきっかけに多くの方々がオメガ3系脂肪酸の痛みを和らげる抗炎症作用を知り、毎日の食生活を見直すきっかけになることを願ってやみません。

山口　俊也

令和元年11月1日

［巻末付録］

クリルオイルQ＆A

Q クリルオイルとはどんなオイルですか？

A

南極オキアミから抽出されたオイルです。

1990年代にオキアミの脂質成分を商業的に抽出・生産する方法が確立され、90年代末にカナダの企業がクリルオイルの製造・販売を世界で初めて開始しました。その後、ノルウェーなど各国の企業がクリルオイル市場に参入して、現在は市場が非常に活性化しています。

オキアミは、オキアミ捕獲網を水中に入れたままにして、新鮮な海水と共に生きた状態で船上にくみ上げられます。船上に引き上げられたオキアミは、体内の栄養素を保持するために船内の加工工場で素早く一次加工処理が施され、水分除去されます。オキアミの体内は85%が水のため、オキアミを圧縮して、水分を除去し、オキアミ粉が生成されるのです。

これにより、オキアミの効能を維持しながら、酸化を防ぐことができます。

こうしてできたオキアミ粉は瞬間冷凍され、船内や地上の工場へ輸送されます。その後、アルコールによって冷凍オキアミ粉から抽出され、さらにいくつかの行程を経て、クリルオイルが精製されます。

Q クリルオイルは抗炎症効果があるのですか?

A

はい、あります。

炎症が起こる際、体の中では、プロスタグランジンなどの炎症性代謝物が、体内の抗原、本来体の中にはない侵入者や機能不全を起こした自己組織を撃退しようと活動を始めます。

プロスタグランジンが、局所での血流増加や血管透過性の亢進、白血球の浸潤増加、さらに痛みを感じさせる（疼痛閾値の低下）等の急性炎症を起こしているのです。

炎症が始まると、抗原は中和されたり、排除されたりして、体は治癒処理を始めます。

通常、炎症は急性状態の場合にのみ作用して、炎症範囲を減少させていきます。

しかし、危険な状態がなくなっても、炎症反応が収まらないこともあり、その場合を慢性炎症と称します。

皆さんが悩んでいる慢性的な関節痛もこうしたメカニズムで発生しています。

こうした炎症を軽減する可能性があるのが、ＤＨＡ・ＥＰＡに代表されるオメガ３系脂肪酸です。中でもクリルオイルには、ほかの原料由来の魚油に勝る抗炎症作用があると言われています。

動物実験では、クリルオイルの投与によって変形性関節症の発症が著しく抑制されました。さまざまな研究者によって、クリルオイルが抗炎症作用のみならず、軟骨侵食を抑制していることも分かっています。実際、クリルオイルはおよそ50％の関節症の重症度を軽減することが認められています。

クリルオイルの抗炎症作用についてのエビデンスは第3章に記しました。

Q クリルオイルは次世代型オメガ3系脂肪酸と呼ばれていると聞きました。次世代オメガ3系脂肪酸とはどのようなものですか？

A

クリルオイルが次世代型オメガ3系脂肪酸と呼ばれる理由は4つあります。

まず、クリルオイルの原料となるオキアミがエネルギー効率の点で非常に優れていることが挙げられます。オキアミは生態学的な価値を表す生態ピラミッドのなかで、非常に低位に属します。生態ピラミッドは食物連鎖を表す図でもあるのですが、低位レベルの生物から上位の生物へと移動するなかで、エネルギーはどんどん失われていきます。

カナダ・ノバスコティア州のダルハウジー大学の研究によれば、「オキアミが魚に捕食される場合、オキアミからは90％がエネルギー源として燃焼され、わずか10％のオメガ3

系脂肪酸のみが魚に貯蔵される」ことが分かったそうです。

単純に考えると、オキアミと同じエネルギーを摂取したければ、（オキアミの）10倍の魚を摂取しなければいけないという計算になります。オキアミ由来のクリルオイルには、それだけ効率の良いオメガ3系脂肪酸が含まれているということです。

2番目にして最大の理由は、「リン脂質結合型オメガ3系脂肪酸」であることです。

脂肪酸の多くは〝トリグリセリド〟で存在しています。トリグリセリドとは、中性脂肪のことで、高度な疎水性を持ち、決して水には溶けません。

ゆえに、トリグリセリド型オメガ3系脂肪酸を摂取した場合、消化管のなかで胆汁酸やリパーゼ（脂肪分解酵素）の働きによって、トリグリセリドとDHA・EPAがそれぞれいったん分解されて、その後、身体に吸収される流れになります。

対してクリルオイルには、トリグリセリド型のもののほかに〝リン脂質〟に結合しているものが含まれています。リン脂質は2つの要素を持ち、ひとつはトリグリセリドと同様の疎水性、もうひとつは親水性を持っているのです。

クリルオイルは、リン脂質自体が乳化剤となり、油でありながら水と分離せずに、体内の吸収率を高くします。つまり、クリルオイルに含まれているDHAやEPAは、体内吸収率が非常に高いということです。

ちなみにクリルオイル同様にDHA・EPAが豊富と言われる魚油（フィッシュオイル）は、トリグリセリド型ゆえ、水には溶けません。

3番目には、クリルオイルのおよそ半分をリン脂質（レシチン）が占めていることです。クリルオイルに含まれるリン脂質（レシチン）には「DHA」「EPA」が結合していて、それらの吸収を促すとともに、リン脂質の効用も受けられます。

ご存知のようにリン脂質は私たちの健康に欠かせない栄養素です。

最後にクリルオイルには、オキアミをはじめ、サーモンやフラミンゴなどに赤い色を与える赤色カロテノイドのアスタキサンチンが含まれています。

アスタキサンチンには、体内の老化を促す活性酸素を消去する働き「抗酸化作用」があり、アンチエイジングをはじめ、疲労回復や眼精疲労の改善などに非常に有効です。

また、高用量を摂取した場合には善玉コレステロールを増加させ、血中の中性脂肪値を低下させることから、心血管の健康に有益である可能性も示唆されています。クリルオイルにとって、このアスタキサンチンが有効な理由は、栄養摂取のほかにもあります。DHA・EPAが酸化に非常に弱い点が特徴ですが、アスタキサンチンの抗酸化作用は酸化を防ぎます。結果、DHA・EPAの酸化を防ぎ、その効果を充分に得るうえで、非常に有効になるのです。

以上、クリルオイルが次世代オメガ3系脂肪酸と呼ばれる所以です。

抗炎症作用のあるDHA、EPAを効率よく摂取するためには、次世代型を検討するのも一考です。

Q クリルオイルと魚油（フィッシュオイル）の違いは何ですか？

A

抗炎症作用の他、さまざまな症状改善に優れた力を発揮するDHA・EPAは、クリルオイル、魚油（フィッシュオイル）共に豊富に含まれています。

大きな違いは、魚油がトリグリセリド型（非水溶性）オメガ3系脂肪酸を含んでいるのに対し、クリルオイルは大部分がリン脂質結合型（水溶性）オメガ3系脂肪酸を含んでいる点です。このことから、クリルオイルに含まれる脂肪酸は体内で溶けやすく、組織によっては吸収率が高くなります。

また、クリルオイルは抗酸化物質のアスタキサンチンが含まれているので、DHA・EPAが酸化しにくいという特徴もあります。

Q クリルオイルには環境汚染物質は含まれていませんか?

A

各社それぞれに安全基準調査をしていますが、クリルオイルメーカーの最大手、ノルウェーのアーカーバイオマリン社製のクリルオイルを例に取ると、ダイオキシン、フラン類、ダイオキシン様ＰＣＢ（ポリ塩化ビフェニル）、有機塩素系殺虫剤、ＰＢＤＥ類（ポリ臭化ジフェニルエーテル）、重金属、ＰＡＨ（多環芳香族炭化水素）、ヒ素種、フッ化物、トランス脂肪酸及び海藻毒素などの汚染物質の存在について幅広く分析されています。

これらの汚染物質はクリルオイルが漁される南極海域では微量も検出されていません。また、前述したとおり、オキアミは食物連鎖の最も低位にあり、汚染物質の蓄積は妨げています。

Q クリルオイルの摂取は安全ですか？

A クリルオイルは、海産オメガ3系脂肪酸の天然供給源です。

クリルオイルの使用上の安全性を判定するためのヒト及び動物の試験データをはじめとして、十分なエビデンスが発表されています。

ＦＤＡ（米国食品医薬品局）では「一般に安全と認められる（ＧＲＡＳ）物質」と「新規ダイエタリーサプリメント成分（ＮＤＩ）」としての認証を受けています。

Q クリルオイルの摂取量と摂取期間はどのくらいが適当ですか？

A

クリルオイルは薬ではありません。あくまでも健康になるために手助けをするものです。良質なオメガ3系脂肪酸ですから、摂取制限はありません。

クリルオイルを摂取しようと思う理由はそれぞれ違うと思いますが、1日500ミリグラム～1グラム、高脂血症のような一部の疾患に対する栄養素の場合は、1日2～3グラムが目安です。

勘違いしてほしくないのは、2倍飲んだからといって、効果が2倍になるわけではないこと。

クリルオイルは食品ですから、1日の摂取量を増加させるよりも、少ない量でも毎日続けて摂取するほうが大切です。

参考文献

『オキアミ由来の新型オメガ3　クリルオイル』（矢澤一良著・株式会社ハート出版・２０１２年）
『クリルオイル～上質なオメガ―3脂肪酸の供給源　南極海で採れるリン脂質結合型オメガ―3脂肪酸の効能』（Lena Burri・Ponte Press Verlags-Gmbh・2013）

山口 俊也（やまぐち としや）
グランドサン株式会社 代表取締役社長
健康道楽主宰

1965年さいたま市（元・浦和市）生まれ。法政大学法学部卒。父の逝去をきっかけに転職、生命保険会社総合職採用。キャリア5年目にして、健康食品・化粧品製造販売会社からヘッドハンティングされる。2006年独立。2012年に、自らが腱鞘炎に苦しみ、クリルオイルの服用によってその痛みから解放された経験から、自分と同じ悩みを持つ人々を救いたいという想いで、オキアミ由来のクリルオイルの製品化、販売を手掛けるグランドサン株式会社を設立。現在に至るまで、クリルオイルを通じて慢性的な痛みに苦しむたくさんの人々を救い続けている。

ひじ、ひざ、手首、股関節……
つらい関節痛は「魚のチカラ」で治す

二〇一九年一一月一日 第一刷発行

著 者 山口俊也
発行人 久保田貴幸
発行元 株式会社 幻冬舎メディアコンサルティング
〒一五一-〇〇五一 東京都渋谷区千駄ヶ谷四-九-七
電話 〇三-五四一一-六四四〇（編集）
発売元 株式会社 幻冬舎
〒一五一-〇〇五一 東京都渋谷区千駄ヶ谷四-九-七
電話 〇三-五四一一-六二二二（営業）
印刷・製本 シナノ書籍印刷株式会社
装 丁 田口実希

検印廃止

Printed in Japan ISBN978-4-344-92508-3 C0247
幻冬舎メディアコンサルティングHP http://www.gentosha-mc.com/